Dr. med. Franziska Rubin

Meine Gesundheitsretter aus der Natur

GEGEN BLUTHOCHDRUCK

Wirksame Hilfe mit Pflanzenkraft und blutdrucksenkenden Superfoods

Die besten Strategien für gesunde Gefäße und ein belastbares Herz

Inhalt

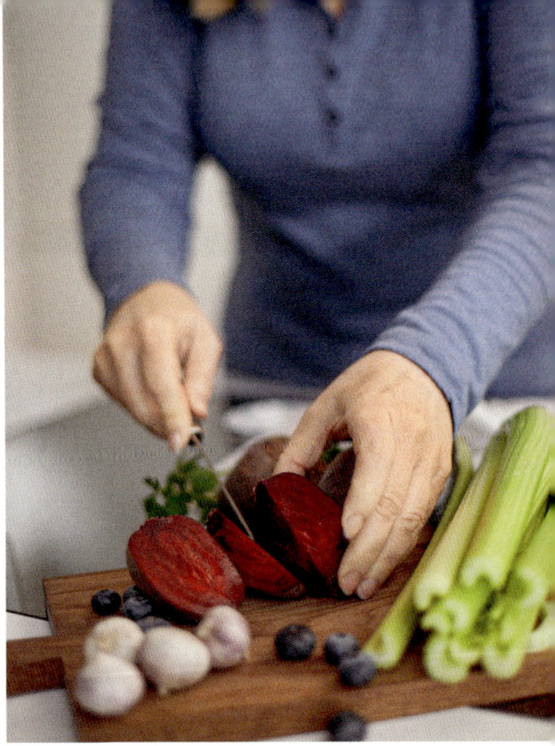

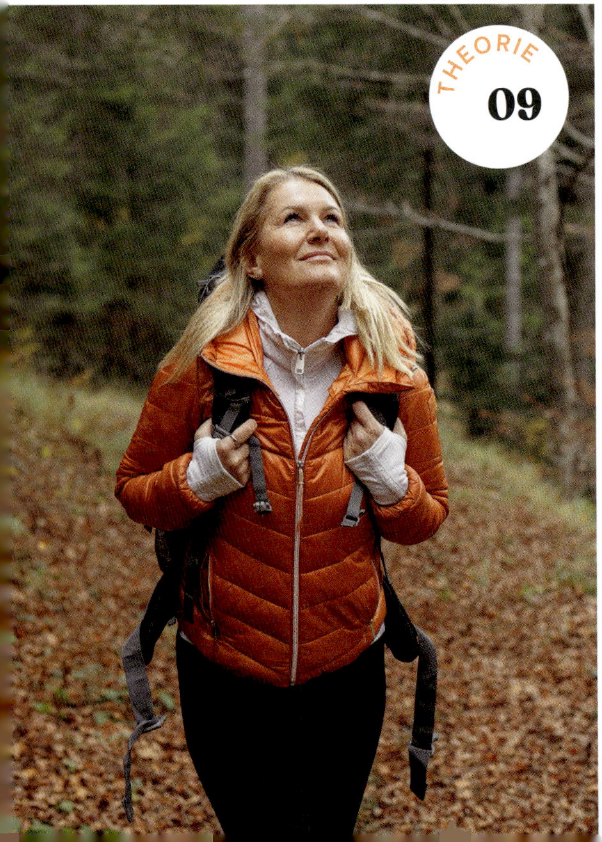

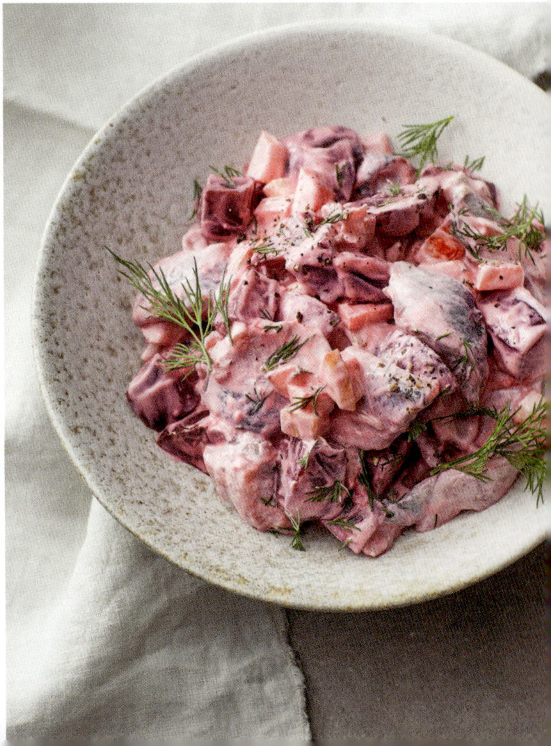

Theorie

Praxis

Rezepte

Anhang

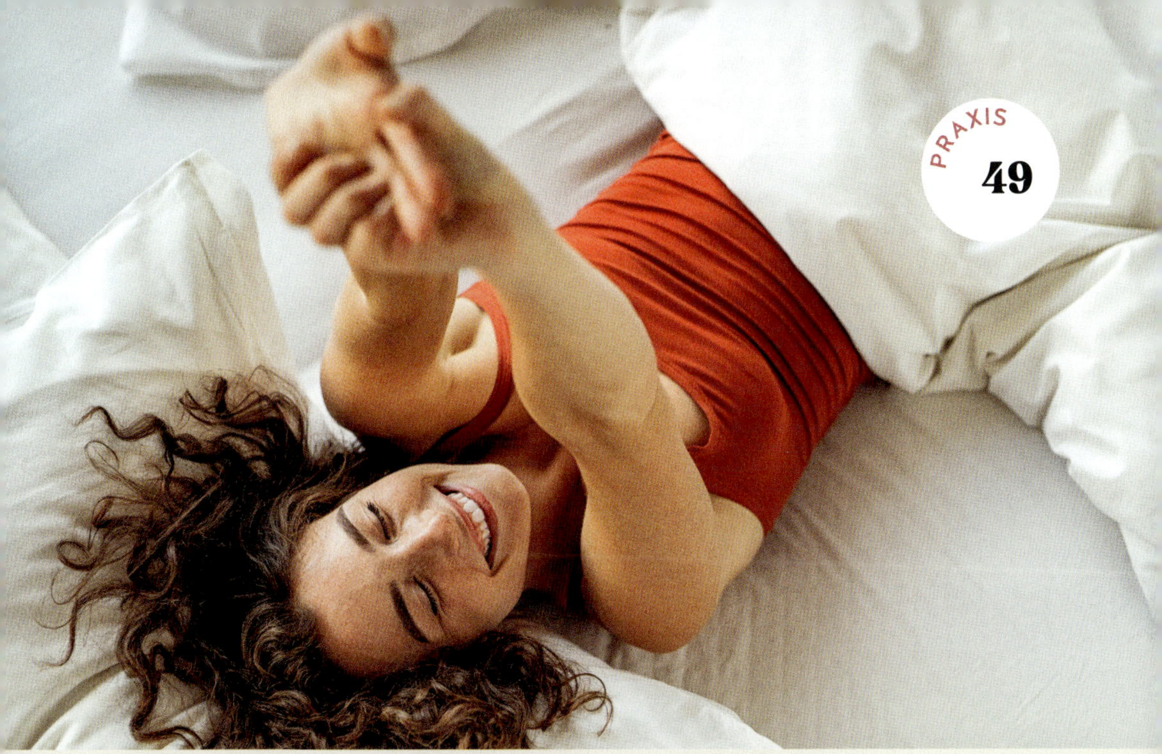
PRAXIS
49

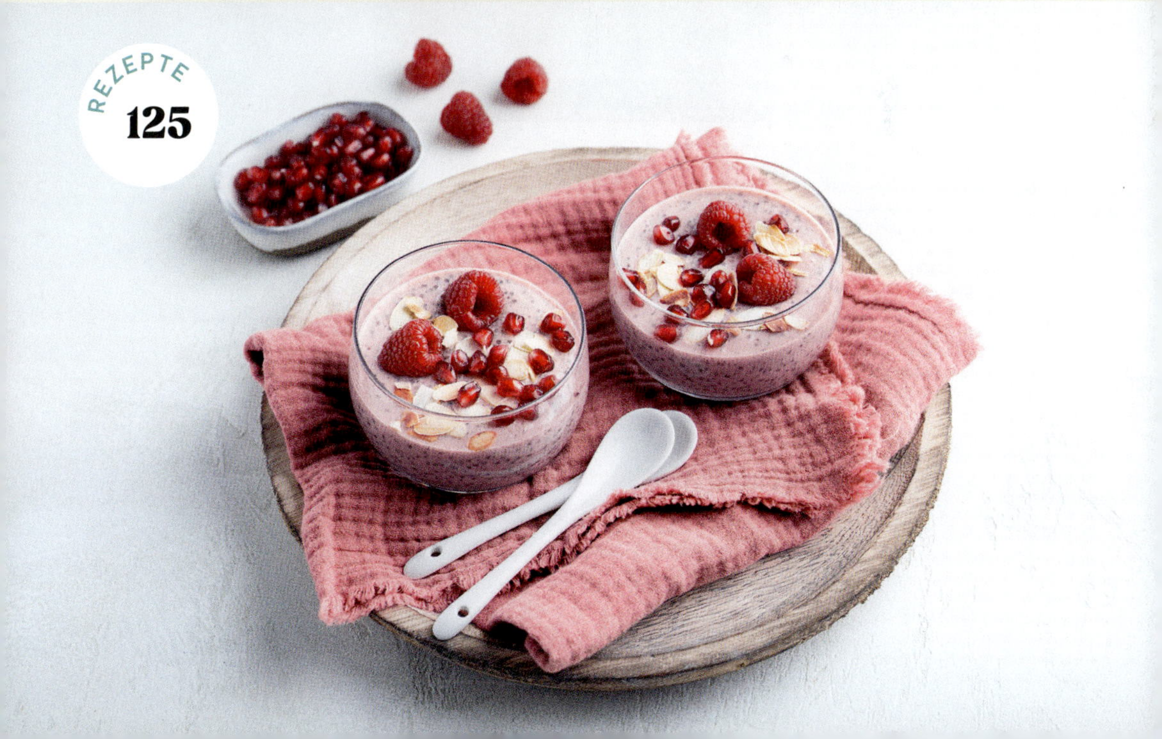
REZEPTE
125

»Gesundheit bekommt man nicht im Handel,
sondern durch den Lebenswandel.«
Sebastian Kneipp

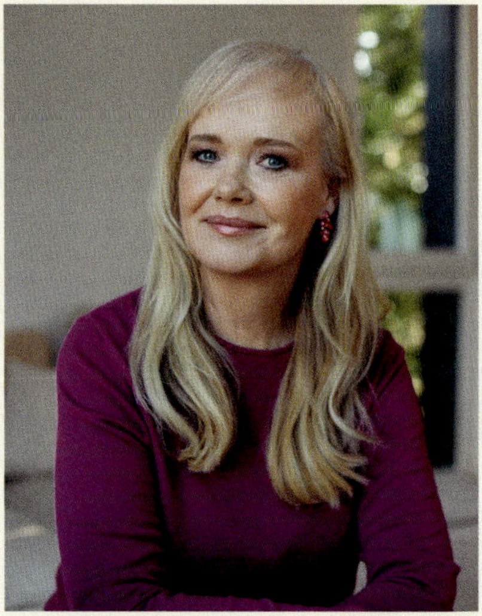

DR. MED. FRANZISKA RUBIN

Dr. med. Franziska Rubin ist Ärztin, TV-Moderatorin, Medizinjournalistin und Bestsellerautorin. Ihr Herz schlägt für die Naturheilkunde und sie setzt auf bewährtes Wissen aus der Hochschulmedizin sowie der Komplementärmedizin. Sie weiß: Gerade der hohe Blutdruck lässt sich mit Ernährung, Lebensstil, Hausmitteln und Naturheilkunde ganz wunderbar beeinflussen. Fast 18 Jahre präsentierte sie die Sendung »Hauptsache Gesund« des MDR und sie ist Kneipp-Bund-Gesundheitspreis-Trägerin.

VORWORT

Ich glaube, ich war etwa 50, als ich das erste Mal morgens aufwachte und dachte: Irgendwas stimmt hier nicht. Ich hatte so einen Druck im Kopf und mein Herz war laut. Tatsächlich war mein Blutdruck leicht erhöht. Und das, obwohl ich noch im Bett lag.

Damit bin ich in bester Gesellschaft: 20–30 Millionen Menschen in Deutschland leben mit einem hohen Blutdruck, oft sogar, ohne es zu merken. Dabei ist ein hoher Blutdruck viel mehr als nur ein bisschen zu viel Druck in den Gefäßen. Er ist zum einen ererbt, zum anderen eine Störung im Zusammenspiel von Körper, Geist und Lebensweise. Die konventionelle Medizin gibt uns die Möglichkeit, unseren Blutdruck mit Tabletten im Zaum zu halten. Die Naturheilkunde fragt ergänzend dazu nach der Ursache. Nach der inneren Spannung, der Ernährung, der Bewegung, dem Schlaf und der seelischen Belastung. Naturheilkundliche Verfahren, die ich Ihnen in diesem Buch vorstelle, ermöglichen es Ihnen, an diesen Stellschrauben zu drehen.

Verstehen Sie Ihren Bluthochdruck als Signal und handeln Sie möglichst schnell. Denn wenn Sie Ihr Leben frühzeitig umstellen, können Sie die Tablettendosis reduzieren oder vielleicht sogar ganz auf sie verzichten. Und langfristig gesehen, hilft Ihnen eine blutdruckgerechte Lebensweise nicht nur, Ihren Blutdruck zu stabilisieren und Ihre Gefäße zu schonen, sondern sie tut auch allen anderen Organen, Ihrem Geist und Ihrer Seele gut.

In diesem Sinne wünsche ich Ihnen viel Erfolg mit all den Tipps und Spaß bei der Umsetzung!

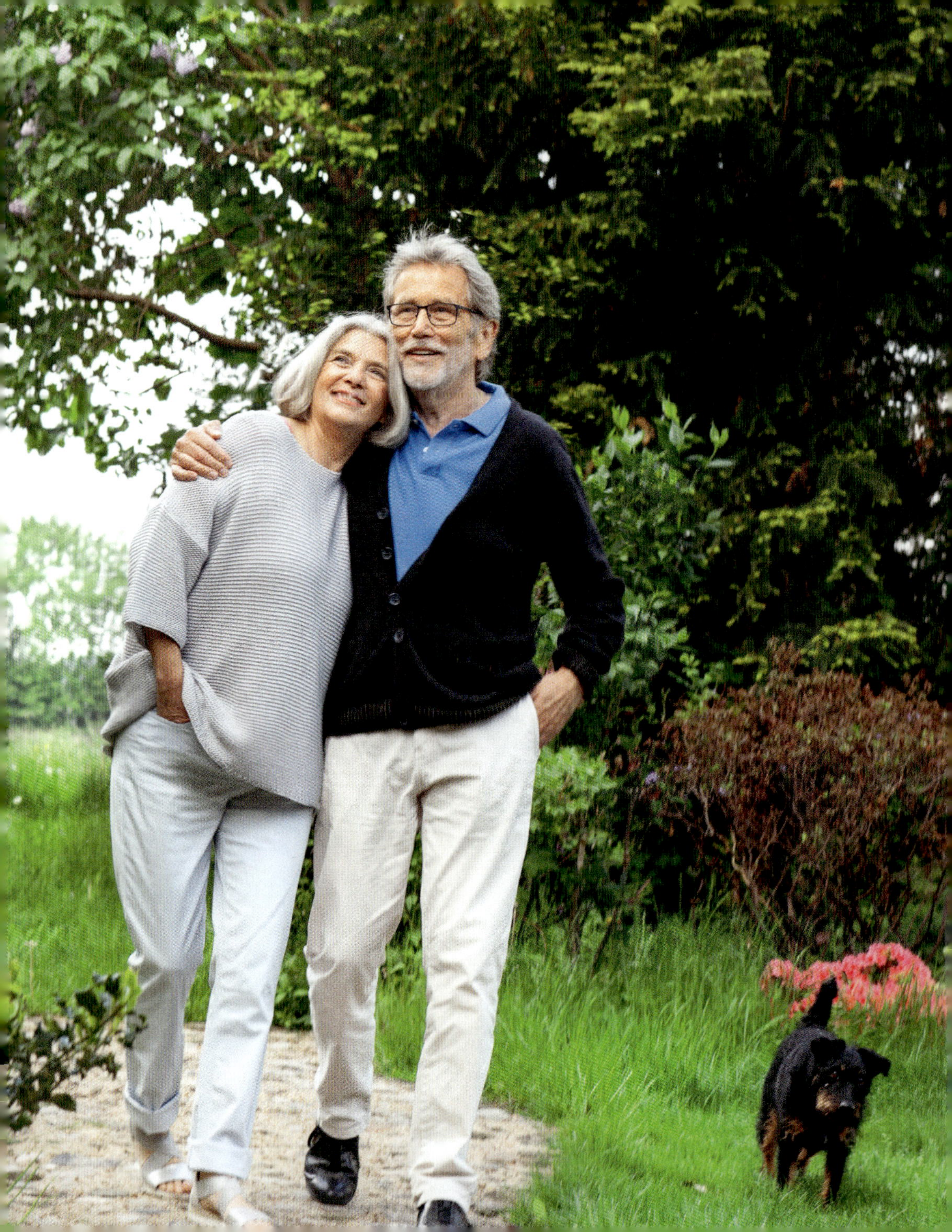

Blutdruck ist Leben

Was ist eigentlich Blutdruck? Wie messe ich ihn richtig?
Und warum ist es so wichtig, dass er nicht zu hoch ist?
Das erfahren Sie in diesem Kapitel.

Ohne Druck läuft nichts

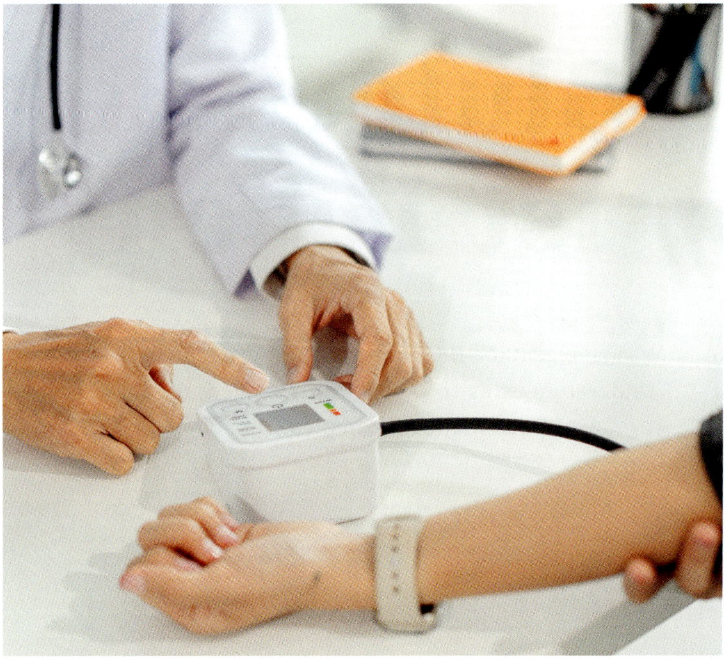

Etwa 7–8 Prozent unseres Körpergewichts gehen auf das Konto des Blutvolumens, das heißt, im Körper eines erwachsenen Menschen kursieren 4–7 Liter Blut. Die individuelle Menge ist abhängig von Gewicht, Körpergröße, Alter und auch vom Geschlecht. Männer haben in der Regel ein etwas höheres Blutvolu-

men als Frauen. Doch egal, wie viele Liter es sind, sie müssen den Körper durchlaufen, alle Zellen mit Sauerstoff sowie Nährstoffen versorgen und Abfallstoffe entsorgen. Dafür gibt es im Körper Leitungssysteme, die zum Funktionieren auf Druck angewiesen sind.

Eine gewaltige Pumpleistung

Können Sie sich vorstellen, dass Ihr körpereigenes Blut, egal, ob es 4 oder 7 Liter sind, binnen einer einzigen Minute einmal durch Ihren Körper geschleust wird? Wahrscheinlich nicht. Vieles, was in unserem Körper passiert, entzieht sich unserer Vorstellungskraft. Da wird auf zellulärer, molekularer oder organischer Ebene auf faszinierende Weise ein Organismus gesteuert, der in der Regel wunderbar funktioniert. So auch unser Blutkreislauf. Dabei wird das Blut durch den vom Herzen erzeugten Druck (Blutdruck) in alle Zellen transportiert.

Das Herz ist im physikalischen Sinn die Pumpstation für diesen Kreislauf. Das Besondere: Es generiert sogar seinen eigenen Strom, um die Pumpe am Laufen zu halten. Verantwortlich dafür ist ein kleines Bündel von bestimmten Herzmuskelzellen, die sich im sogenannten Sinusknoten, dem Elektrizitätswerk des Herzens, befinden. Dort werden 60–80 elektrische Impulse pro Minute produziert. Wir spüren das als Herzschlag. Dieser herzeigene Strom wird in unvorstellbarer Geschwindigkeit aus dem Sinusknoten an alle Muskelzellen im Herzen weitergeleitet. So werden sie zum Pumpen angetrieben, indem sie sich rhythmisch zusammenziehen und kurz darauf wieder entspannen. Auf diese Weise wird das Blut mit jedem Herzschlag durch die Gefäße in den Körper gepumpt. Bei diesem Vorgang entsteht von innen ein Druck auf die Wände der Blutgefäße. Das ist der Blutdruck. Wenn man ihn misst, unterscheidet man zwei Werte:

- *Der systolische (obere) Blutdruckwert gibt den Druck in den Arterien an, während der Herzmuskel sich zusammenzieht und Blut in die Blutgefäße pumpt.*
- *Der diastolische (untere) Blutdruckwert misst den Druck, während der Herzmuskel sich entspannt und sich das Herz mit Blut füllt. Dies ist der Druck, der ständig auf den Wänden der Arterien lastet.*

Info

Der obere oder systolische Blutdruckwert eines gesunden Menschen beträgt in Ruhe und in normaler psychischer Verfassung etwa 120 mmHg, der untere oder diastolische Messwert liegt zwischen 70 und 80 mmHg *(siehe auch Seite 23)*.

Die Messwerte werden in mmHg – Millimeter Quecksilbersäule – angegeben. Diese Maßeinheit ist historisch bedingt, da Druck früher in allen Wissenschaften, einschließlich der Medizin, mithilfe einer Quecksilbersäule gemessen wurde. Auch wenn heute meist elektronische Messgeräte verwendet werden, ist die Einheit weiterhin gebräuchlich.

Von großen und kleinen Gefäßen

Das Rohrleitungssystem für den Transport des Blutes ist an die unterschiedlichen Anforderungen angepasst. So müssen die Arterien der Druckwelle standhalten, mit der das Blut aus dem Herzen gepumpt wird, und die-

GROSSER UND KLEINER KREISLAUF

Wenn man vom Kreislauf des Blutes spricht, handelt es sich eigentlich um zwei Kreisläufe, nämlich einen großen und einen kleinen. Beide sind miteinander verschaltet. Der große Blutkreislauf startet in der linken Herzkammer. Von dort wird das sauerstoffreiche Blut in die Aorta, die Hauptschlagader, ausgestoßen. Hier ist der Blutdruck am höchsten, weil das Blut nun in ein ganzes Netzwerk von kleineren Arterien und winzigen Kapillaren vom Kopf bis zu den Füßen gepumpt werden muss. Aus diesem sogenannten Kapillarbett fließt das Blut zurück in den rechten Vorhof des Herzens.

Nun kommt der kleine Blutkreislauf, auch Lungenkreislauf genannt, ins Spiel. Er pumpt das verbrauchte sauerstoffarme Blut durch die Lungenarterien in die feinen Kapillargefäße der Lunge, wo es wieder Sauerstoff aufnimmt. Frisch aufbereitet, gelangt das Blut über die Lungenvenen zum linken Vorhof des Herzens und beginnt erneut seine Reise durch den Körper. Faszinierend!
Gesteuert wird das Ganze durch hormonelle und neuronale Regelkreise, die sowohl die Pumpfunktion des Herzens als auch den Blutfluss durch die Blutgefäße regulieren.

sen Druck auch aufrechterhalten. Dafür haben sie eine extradicke und elastische Muskelschicht in der dreilagigen Gefäßwand. Kommt das Blut im Gefäß an, ist es diese Muskelschicht, die dafür sorgt, dass sich die Arterien im Rhythmus des Herzschlags dehnen und danach wieder zusammenziehen. Durch dieses Wechselspiel wird das Blut Zentimeter für Zentimeter durch die größeren Arterien und kleineren Arteriolen gedrückt. Je weiter das Blut vom Herzen entfernt ist, desto schwächer wird der Druck.

EIN WEITVERZWEIGTES LEITUNGSSYSTEM

Die Aorta (Hauptschlagader) ist die größte Arterie des menschlichen Körpers. Sie hat bei erwachsenen Menschen einen Durchmesser von etwa 3 Zentimetern und eine Länge von 30–40 Zentimetern. Aus der Aorta zweigen 30 sogenannte große Arterien ab: unter anderem die Halsschlagader (Durchmesser 4,3–7,7 Millimeter), die Schlüsselbeinarterie (Durchmesser 7,5–10 Millimeter) und die Oberschenkelarterie (Durchmesser 6,6 Milli-

DIE AORTA ZUM ORGAN GEADELT

Die Aorta wurde im Februar 2024 durch die Europäische Gesellschaft für Herz-Thorax-Chirurgie (EACTS) sowie die amerikanischen Society of Thoracic Surgeons (STS) zum eigenständigen Organ erklärt. Die Anerkennung als Organ hebe die Aorta auf eine Stufe mit Herz, Lunge oder Gehirn, so Prof. Dr. Martin Czerny, Ärztlicher Direktor der Klinik für Herz- und Gefäßchirurgie am Universitäts-Herzzentrum des Universitätsklinikums Freiburg, der durch seine Forschungsarbeit diese Entscheidung maßgeblich vorangetrieben hat. Die Aorta kann nämlich dank ihrer Muskeln den Druck des aus dem Herzen austretenden Blutes sowie die Blutflussgeschwindigkeit regulieren. Außerdem verfügt sie über Sensoren, die für die Regulierung des Blutdrucks unverzichtbar sind. Schließlich ist sie an der Produktion und Ausschüttung unterschiedlicher Hormone beteiligt.

meter). Diese wiederum verzweigen sich in noch kleinere Arteriolen, deren Durchmesser unter 0,1 Millimeter beträgt. Noch kleiner geht nicht? Doch, am Ende mündet das Blut in die Kapillaren, auch Haargefäße genannt. Sie sind maximal 1 Millimeter lang und mit einem Durchmesser von 0,004–0,015 Millimeter sehr fein. Die Kapillare verzweigen sich zu einem großen Kapillarnetz, das auf winzige Gefäße aus dem venösen Kreislauf trifft, die Venolen. An dieser Stelle ist das Gefäßsystem besonders durchlässig, sodass Flüssigkeiten und darin gelöste lebenswichtige Stoffe problemlos in das Gewebe gelangen können. Treibende Kraft für den Stoffaustausch ist der Blutdruck, mit dessen Hilfe alles in die Zellen gepresst wird.

Die Venolen wiederum vereinigen sich zu Venen, die dann in Hohlvenen münden und so für den Rücktransport des sauerstoffarmen Blutes zuständig sind. Einzige Ausnahme: Die Lungenvene transportiert sauerstoffreiches Blut von der Lunge in das Herz. Venen haben im Gegensatz zu Arterien dünnere Wände mit weniger Muskelzellen und sind deshalb weniger dehnungsfähig. Der

DER BLUTKREISLAUF

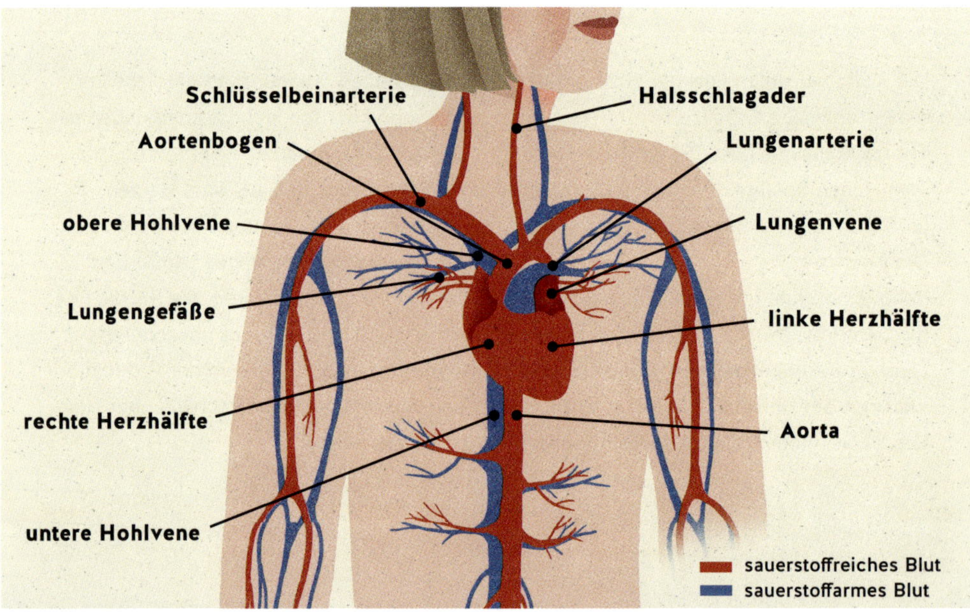

nötige Druck für den Rücktransport des Blutes wird durch Muskelarbeit erzeugt und die zahlreichen Venenklappen in diesem System wirken wie Rückschlagventile.

ANPASSUNGSKÜNSTLER BLUTDRUCK

Der Blutdruck passt sich ständig bestimmten Lebenssituationen an. Rennen wir zur Straßenbahn, steigt er, sitzen wir entspannt auf einer Parkbank, sinkt er. Sind wir emotional erregt, sozusagen auf 180, macht der Blutdruck einen Sprung nach oben, halten wir hingegen die Luft an und atmen tief durch, geht er wieder nach unten.
Auch ganz banale Alltagstätigkeiten haben Einfluss auf den Blutdruck. Wenn Sie morgens beispielsweise aus dem Bett steigen, sinkt er ab, weil Blut kurzzeitig in die Beine und die Bauchorgane strömt.
Ebenso spielt die Blutmenge im Körper eine Rolle. Wer beispielsweise regelmäßig Blut

BLUTDRUCK IM TAKT DER INNEREN UHR

Alle Körperfunktionen und unsere Leistungsfähigkeit unterliegen auch einem zirkadianen Rhythmus. Dieser wird maßgeblich bestimmt vom Tag-Nacht-Wechsel, doch es gibt unabhängig davon einen inneren Taktgeber, ein winziges Neutronenbündel, den sogenannten suprachiasmatischen Nucleus, kurz SCN. Dieses Bündel funktioniert wie ein Schrittmacher und gibt den Rhythmus von ungefähr einer Tageslänge für alle Zellen und damit alle Gewebe und Organe vor. In jeder Zelle wiederum befinden sich von Genen gesteuerte »innere Uhren«, die in diesem Biorhythmus ticken.
So sinkt der Blutdruck bei einer gesunden zirkadianen Rhythmik in den frühen Nachtstunden um 10–20 Prozent des Tageswertes und steigt in den frühen Morgenstunden wieder an *(siehe auch Seite 115)*. Die Langzeit-Blutdruckmessung macht sich diese Erkenntnisse zunutze und gibt unter anderem Aufschluss über eventuelle Risiken, wenn die Werte nicht im nächtlichen Normbereich sind.

spendet und dadurch die Menge des Blutes reduziert, kann dadurch seinen Blutdruck senken. Diese durch Studien belegte Erkenntnis[1], wird heute gezielt zur natürlichen Blutdrucksenkung eingesetzt *(siehe Seite 42)*. Auch wenn wir im Sommer stark schwitzen, nimmt die Blutmenge und damit der Blutdruck ab, da der Körper Flüssigkeit verliert und damit auch Elektrolyte/Salze, die Flüssigkeit binden. Umgekehrt steigt der Blutdruck, wenn wir viel Salz essen. Das bindet nämlich viel Flüssigkeit im Körper und die Blutmenge im Gefäßsystem steigt. Deshalb wird Menschen mit Bluthochdruck empfohlen, die Salzaufnahme im Blick zu haben *(siehe auch Seite 87)*.

Körpereigene Kontrollsysteme

Unser Körper misst den Blutdruck rund um die Uhr selbst. Nur so kann er das Geschehen schnell überprüfen und effizient steuern. Dafür existieren verschiedene Systeme.

SYSTEM NR. 1: PRESSOREZEPTOREN IN ARTERIEN UND HERZ

Bei den Pressorezeptoren in den Arterien und im Herz handelt es sich um Druck- und Dehnungsfühler, die den Druck in den Gefäßen und die Blutmenge im Herzen messen. Sobald eine Gefäßwand durch einen höheren Blutdruck gedehnt wird, melden die Pressorezeptoren dies an ein Steuerungszentrum im Gehirn. Über das autonome Nervensystem und seine beiden Antagonisten, den Sympathikus (Leistungsnerv) sowie den Parasympathikus (Entspannungsnerv), kann dann binnen Sekunden der Blutdruck angepasst werden.

Bei erhöhtem Blutdruck ergeht das Kommando ans Herz, den Herzschlag zu senken, damit weniger Blut in den Körper gepumpt wird. Möglicherweise werden zusätzlich die kleinen Arterien weit gestellt, sodass mehr Blut von den großen Gefäßen dorthin gelangt und der Blutdruck noch weiter sinkt. Über den gleichen Steuerungsmechanismus sorgt das Nervensystem dafür, dass das Herz stärker pumpt und die kleinen Arterien eng gestellt werden, wenn der Blutdruck zu niedrig ist. Gleichzeitig wird die Durchblutung der Haut, der Nieren und des Magen-Darm-Traktes verringert.

SYSTEM NR. 2: BAROMETER IN DEN NIERENZELLEN

Schon seit 1957 vermuteten Wissenschaftler, dass in der Niere eine Art natürliches Barometer für den Blutdruck installiert ist. Im Fokus der Forschung lagen sogenannte Renin-Zellen, da diese ein Hormon freisetzen – Renin –, das zur Regulierung des Blutdrucks beiträgt. Doch woher bekommen die Zellen die Information über die aktuellen Druckverhältnisse, um die richtige Menge an Renin auszuschütten? Dieses Rätsel konnte im Jahr 2021 von einem Forschungsteam um Maria Luisa S. Sequeira-Lope von der University of Virginia School of Medicine gelöst werden.[2] In den Renin-Zellen der Niere sitzen Drucksensoren (Barorezeptoren), die minimale Druckänderungen außerhalb der Zelle erkennen und diese mechanischen Signale an den Zellkern weiterleiten. Aufgrund dieser Informationen wird der Hormonspiegel angepasst. Fühlen die Barorezeptoren zu viel Druck außerhalb der Renin-Zelle, wird die Produktion von Renin eingeschränkt, während ein zu niedriger Blutdruck die Produktion von mehr Renin veranlasst. Dieser wunderbare Mechanismus ist entscheidend für die Fähigkeit des Körpers, den richtigen Blutdruck aufrechtzuerhalten.

SYSTEM NR. 3: ÄNDERUNG DES BLUTVOLUMENS

Während die beiden beschriebenen Systeme recht schnell auf Druckveränderungen reagieren, ist System Nr. 3 etwas träge, wirkt aber langfristiger. Schauplatz ist auch hier die Niere, da sie die Kontrolle darüber hat, wie viel Wasser mit dem Urin ausgeschieden wird. Steigt der Blutdruck an, wird vermehrt Wasser ausgeschieden, wodurch das Blutvolumen und damit auch der Druck sinkt. In Gang gesetzt wird der Prozess durch ein Hormon namens atriales natriuretisches Peptid (ANP), das durch den erhöhten Druck im Herzen ausgeschüttet wird. Bei zu niedrigem Druck und Volumen, rückt dann sein Gegenspieler auf den Plan, das antidiuretische Hormon (ADH).

Zu viel Druck im Kessel

20–30 Millionen Bundesbürger sind heute von Bluthochdruck betroffen, damit ist er die Volkskrankheit Nummer eins. Zur traurigen Wahrheit gehört auch, dass immer mehr Kinder und Jugendliche einen zu hohen Blutdruck haben, laut Deutscher Hochdruckliga sind es rund 400 000. Besonders gefährdet sind Kinder mit Übergewicht.
Ob Kind oder Erwachsener – das Tückische ist, dass Bluthochdruck lange keine Symptome verursacht und deshalb ganz unbemerkt die Gefäße und in der Folge wichtige Organe schädigt. Unter anhaltend hohem Druck verändern sie sich mit der Zeit. Sie versteifen, zusätzlich kommt es zu Fett- und Kalkablagerungen und zu entzündlichen Prozessen. Es bilden sich Engstellen in den Arterien, die den Druck weiter steigen lassen. Am Ende dieser Kette ist die Versorgung der Organe mit lebenswichtigem Sauerstoff nicht mehr ausreichend gewährleistet. Das Herz wird krank, im schlimmsten Fall

Bereits in jungen Jahren Blutdruck kontrollieren

Jeder Mensch sollte ab 30 Jahren seinen Blutdruck im Blick haben. Denn rund jeder sechste Mann und jede zehnte Frau hierzulande zwischen 30 und 45 haben bereits Bluthochdruck – oft ohne es zu wissen.

FRÜHERKENNUNG IST WICHTIG

Es gibt preiswerte Geräte zur Selbstmessung für den Hausgebrauch *(siehe Seite 23)*, auch in Apotheken können Sie Ihren Blutdruck messen lassen. Ist Ihr Blutdruck bei solchen Heimmessungen an sieben aufeinanderfolgenden Tagen 135/85 mmHg und höher, besteht der Verdacht, dass es sich um einen behandlungsbedürftigen Bluthochdruck handelt. Liegt der Wochendurchschnitt bei über 130/80 mmHg (aber noch unter 135/85 mmHg), so handelt es sich bereits um erhöhte Werte.

Nehmen Sie unbedingt ab 35 Jahren den allgemeinen Gesundheits-Check-up wahr, der Krankenversicherten alle drei Jahre zusteht. Wird dabei in der Hausarztpraxis ein Wert von 140/90 mmHg und höher gemessen, wird der behandelnde Arzt weitere Untersuchungen durchführen. Bei einer familiären Vorbelastung, wird sogar empfohlen, ab 18 Jahren einmal jährlich den Blutdruck kontrollieren zu lassen.

IHRE PERSÖNLICHE VERSICHERUNG IN SACHEN BLUTHOCHDRUCK

WAS?	WER?	WIE OFT?
Selbstmessung	alle ab 30 Jahren	1- bis 2-mal jährlich
Messung beim Arzt	alle ab 35 Jahren	1-mal jährlich
24-Stunden-Blutdruck-Messsung	bei Verdacht auf Bluthochdruck	auf ärztliche Empfehlung
Gesundheits-Check-up	alle ab 35 Jahren	alle 3 Jahre

kommt es zum Herzinfarkt. Auch die Nieren nehmen Schaden oder die Gefäße im Auge. Wird das Gehirn unzureichend versorgt, kann es zu Problemen mit dem Gedächtnis führen – am Ende der Karriere eines unerkannten oder schlecht eingestellten Bluthochdrucks kann sogar ein Schlaganfall stehen. Die Gesundheit unserer Organe hängt also existenziell von der Gesundheit unserer Gefäße ab.

Diagnose Bluthochdruck

Oft wird Bluthochdruck zufällig entdeckt. Mal wird man durch eigene Messungen stutzig, mal ist es ein Zufallsbefund in der Hausarztpraxis oder bei einer betriebsärztlichen Untersuchung. Eine einmalige Messung ergibt jedoch kein umfassendes Bild. Wie beschrieben, unterliegt der Blutdruck tageszeitlichen Schwankungen, verändert sich bei

DER WEISSKITTEL-EFFEKT

Messen Ärzte den Blutdruck, kann er schnell mal höher sein als üblich. Dahinter steckt der sogenannte Weißkittel-Effekt. Viele sind aufgeregt, wenn sie die Praxis oder die Klinik betreten. Die nervöse Anspannung steigt oftmals noch, wenn man ins Behandlungszimmer gerufen wird. Unsicherheit über den Gesundheitszustand oder Angst vor schlechten Nachrichten spielen oft auch noch eine Rolle. Der Effekt tritt häufiger bei Frauen und älteren Patienten auf. Interessanterweise fällt er geringer, aus, wenn eine Krankenschwester oder ein Pfleger den Blutdruck misst, auch wenn sie im weißen Kittel daherkommen, wie eine große Übersichtsarbeit der Medical School der Universität Exeter in Großbritannien zeigt.[3]

Ergeben sich zwischen der Blutdruckmessung in der Praxis und der Selbstmessung zu Hause auffällige Unterschiede, kann eine 24-Stunden-Blutdruckmessung (Langzeitmessung) zeigen, ob es sich um ein vorübergehendes Phänomen der Aufregung handelt oder ob ein bislang unerkannter Bluthochdruck dahintersteckt.

körperlicher oder stressbedingter Belastung. Auch bei einer Messung in der Arztpraxis wird der Blutdruck mehrmals gemessen, wenn die Werte auffällig sind. Besteht der Verdacht eines Bluthochdrucks, gilt es herauszufinden, was den Druck in die Höhe treibt.

PRIMÄRER UND SEKUNDÄRER BLUTHOCHDRUCK

Man unterscheidet den sogenannten essenziellen Bluthochdruck, auch primäre Hypertonie genannt, vom sekundären Bluthochdruck, der eine konkrete Ursache hat.

Primäre Hypertonie

Die primäre Hypertonie ist die häufigste Form. Sie wird durch das Alter, die Gene und vor allem den Lebensstil ausgelöst. Als Risikofaktoren gelten heute auch Schlafstörungen (inklusive Schlafapnoe), Migräne und Depression sowie chronisch entzündliche Erkrankungen oder chronische Infektionen (inklusive Covid-19) und eine nichtalkoholische Fettlebererkrankung (NASH). Darüber hinaus werden Umweltbelastungen durch Lärm und Luftverschmutzung mit der Entstehung von Bluthochdruck in Verbindung gebracht.

Sekundäre Hypertonie

Eher selten ist eine sekundäre Hypertonie, das heißt, der Bluthochdruck ist die Folge einer anderen Grunderkrankung. Nur etwa 10 Prozent der Erwachsenen sind davon betroffen, bei Kindern macht sie jedoch den Hauptteil der arteriellen Hypertonien aus. Nierenfunktionsstörungen, eine Schilddrüsenüberfunktion, eine Überproduktion von Hormonen der Nebennieren oder eine verengte Nierenarterie können den sekundären Bluthochdruck verursachen. In seltenen Fällen sind es auch Entzündungen im Nierengewebe, sodass die niereneigenen Blutdruckmessfühler fehlerhaft arbeiten. Solche Entzündungen können durch Viruserkrankungen, aber auch durch Autoimmunerkrankungen ausgelöst werden. Die Entzündung wird oft durch einen Urintest entdeckt. Betroffen sind meist junge, scheinbar gesunde Menschen.
Hinweise für eine sekundäre Hypertonie kann das Nichtansprechen auf eine Blutdruckbehandlung sein, aber auch eine zu geringe Absenkung des Blutdrucks in der Nacht. Man spricht dann von »Non-Dippern«.

DIE LANGZEITMESSUNG

Eine Messung über 24 Stunden ergibt ein Blutdruckprofil, das quasi alle Lebenslagen eines Tages abbildet. Am besten wählt man dafür einen ganz normalen Wochentag, um reale Werte zu bekommen. Frühmorgens werden Sie in der Praxis mit einem kleinen tragbaren Aufzeichnungsgerät ausgestattet, an Ihrem Oberarm wird eine Manschette angelegt und der Luftschlauch mit dem Messgerät verkabelt. Bevor Sie die Praxis verlassen, wird eine Probemessung durchgeführt. Im Verlauf des Tages misst das Gerät alle 15 Minuten sowie nachts alle 30 Minuten den Blutdruck und zeichnet die Werte auf. Parallel dazu führen Sie ein Protokoll: Was haben Sie wann gemacht? Welche Medikamente nehmen Sie ein? Für die Diagnose ist der Tagesmittelwert wichtig. Er sollte unter 135/85 mmHg sein. Ist die Langzeitmessung aus irgendeinem Grund nicht möglich, kann stattdessen eine Heimblutdruckmessung mit einem geprüften Gerät stattfinden, zu dem es auch eine Einweisung gibt.

WEITERE DIAGNOSTIK IN DER HAUSARZTPRAXIS

Wird durch die Langzeitblutdruckmessung ein Bluthochdruck festgestellt, wird Ihre Hausärztin oder Ihr Hausarzt meist weitere Untersuchungen veranlassen. Zum einen, um herauszufinden, ob etwa organische Ursachen für den Bluthochdruck verantwortlich sind, und zum anderen, um abzuklären, ob der hohe Druck in den Gefäßen eventuell schon zu Schädigungen an Herz, Niere oder in den Gefäßen selbst geführt hat.
Im Gespräch, der sogenannten Anamnese, geht es zunächst darum, eventuelle Beschwer-

BLUTHOCHDRUCK ALS FOLGE VON ENTZÜNDUNGEN

Ärzte der Universitätsklinik Mainz haben im Zusammenhang mit Bluthochdruck eine besondere Art von Immunzellen untersucht, die sogenannten Monozyten.[4] Diese Zellen fördern Entzündungen, auch in den arteriellen Gefäßen. Und sie sind den neuesten Erkenntnissen zufolge entscheidend an der Entstehung von Bluthochdruck beteiligt. In Versuchen, in denen bei Tieren diese Zellen entfernt wurden, trat kein Bluthochdruck auf. Sobald die Monozyten aber wieder in den Körper gelangten, stieg der Blutdruck an. Viele Wissenschaftler sehen Bluthochdruck mittlerweile als ein sehr frühes Stadium der Arteriosklerose an, sozusagen als eine erste Stufe im Entzündungsprozess des Herz-Kreislauf-Systems.

den, die medizinische Vorgeschichte einschließlich familiärer Vorbelastungen und die Lebensumstände des Patienten oder der Patientin zu erfragen.
Zur körperlichen Untersuchung zählen das Abhören mit Stethoskop, die Puls- und Blutdruckmessung sowie ein Elektrokardiogramm (EKG). Wichtig ist zudem die Kontrolle verschiedener Laborwerte, zum Beispiel der Blutzucker- und Cholesterinwerte sowie der Elektrolyte Natrium und Kalium. Außerdem werden Schilddrüsen- und Nierenwerte bestimmt sowie die Eiweißausscheidung im Urin, um eine mögliche Schädigung der Nieren schon in einem frühen Stadium zu erkennen.

SPEZIELLE UNTERSUCHUNGEN

Wird eine Hypertonie, also Bluthochdruck, festgestellt, werden ein Ultraschall des Herzens und des Bauchs (Nieren, Bauchschlagader, Leber) und eine Untersuchung der Halsschlagader mit Dopplersonografie veranlasst. Dies geschieht in spezialisierten Praxen, es sei denn, Ihr Hausarzt verfügt über diese Zusatzqualifikation. Bei Bedarf werden weitere Untersuchungen bei Fachärzten wie Kardiologen oder Nephrologen vorgenommen.
All diese Untersuchungen sind empfehlenswert, um eine bestmögliche, auf Sie abgestimmte Therapie zu veranlassen. Dabei gilt es, das individuelle Risiko für die Entstehung von Herz-Kreislauf-Erkrankungen im Blick zu haben und bereits entstandene Schäden einzudämmen.
Bei einem leicht erhöhten Blutdruck wird in der Regel erst einmal eine Veränderung des Lebensstils »verordnet«. Oft reicht das schon aus, den Blutdruck in normale Bahnen zu leiten. Auch bei höheren Werten sind solche Veränderungen sowie viele naturheilkundliche Anwendungen immer eine therapeutische Säule, um die Werte zu optimieren und eventuelle Medikationen so gering wie möglich zu halten.

Im Dschungel der Blutdruckwerte

In den vergangenen Jahren wurde mehrmals an den Referenzwerten für die Blutdruckwerte geschraubt. Insgesamt sind drei verschiedene Leitlinien auf dem Markt, zwei von deutschen Fachgesellschaften und die jüngste von der Europäischen Bluthochdruckgesellschaft (European Society of Hypertension, kurz ESH). Diese setzt aus Sicht vieler Experten die vorhandenen Studiendaten am konsequentesten in praktische Empfehlungen um. Allen Leitlinien gemein ist, dass ab einem Blutdruck von ≥ 140/90 mmHg eine Hypertonie vorliegt. Und alle Fachgesellschaften sind sich einig, dass ein Blutdruck von ≤ 120/70 mmHg optimal, also gesund ist.

Und jetzt wird es spannend: Zwischen diesen beiden Werten hat die europäische Leitlinie eine neue Kategorie eingeführt. Werte zwischen 120 und 139 systolisch sowie 70 und 89 diastolisch werden als erhöhter Blutdruck definiert. Durch diese Neuerung soll bei mehr Menschen ein mögliches Risiko für Herzinfarkt und Schlaganfall erkannt und rechtzeitig behandelt werden. Das heißt konkret, dass bei einem sehr hohen Risiko für diese Erkrankungen bereits bei Werten von 130/80 mmHg eine Therapie empfohlen wird, um den Blutdruck zu senken, obwohl formal noch kein arterieller Bluthochdruck besteht.
Der neue Zielwert von 120 bis 129 mmHg für den systolischen Blutdruck soll bei (fast) allen Personen innerhalb von drei Monaten mit nichtmedikamentösen oder medikamentösen Maßnahmen erreicht werden. Kann der Zielwert nicht erreicht werden, gilt das pragmatische ALARA-Prinzip (As Low As Reasonably Achievable): Der Blutdruck soll so niedrig, wie vernünftig erreichbar, eingestellt werden.

Richtig Blutdruck messen

Wenn Sie Ihren Blutdruck regelmäßig selbst zu Hause messen, steht zuerst die Entscheidung an, welches Gerät Sie verwenden. Es gibt Messgeräte für das Handgelenk und für den Oberarm. Blutdruckmessgeräte fürs Handgelenk sind beliebt, weil sie einfach zu handhaben sind – aber sie messen nicht so genau wie Geräte, die mit einer Manschette am Oberarm messen. Daher empfehle ich Ihnen, ein Oberarmmessgerät zu kaufen.
Auf der Webseite der Deutschen Hochdruckliga e. V. finden Sie eine Liste der Blutdruckmessgeräte mit Prüfsiegel der Hochdruckliga. Dieses Zertifikat bescheinigt eine hohe Messgenauigkeit.

Info

Normaler Blutdruck: ≤ 120/70 mmHg
Erhöhter Blutdruck: 120–139/70-89 mmHg
Hypertonie: ≥ 140/≥ 90 mmHg[5]

HINWEISE ZUR BLUTDRUCKMESSUNG

- *Messen Sie als Anfänger den Blutdruck zunächst an beiden Armen. Schauen Sie dann, an welchem Arm die Werte höher sind. Dort führen Sie zukünftig alle folgenden Messungen durch. Unterschiede bis zu 20 mmHg sind normal.*
- *Messen Sie täglich morgens und abends dreimal im Abstand von einer halben Minute, da es in diesem Zeitraum zu einer Absenkung des Blutdrucks kommen kann. Der niedrigste Wert ist der richtige. Wenn Sie Blutdrucksen-*

ker nehmen, messen Sie immer vor der Medikamenteneinnahme.

- *Schlagen Sie beim Messen die Beine nicht übereinander, da durch die Anspannung der Muskulatur der Blutdruck ebenfalls steigen kann. Auch anregende Getränke wie Kaffee oder Tee verfälschen die Werte.*
- *Nehmen Sie sich Zeit für die Messung. Das heißt auch, vorher körperlich zur Ruhe zu kommen. Setzen Sie sich vor der eigentlichen Messung mindestens für 5 Minuten auf einen Stuhl und legen Sie die Arme zum Entspannen am besten auf den Tisch. Meiden Sie möglichst Gespräche.*
- *Legen Sie die Blutdruckmanschette am unbekleideten Oberarm auf Herzhöhe an. Der aufblasbare Teil der Manschette befindet sich an der Innenseite Ihres Oberarms und der Verschluss liegt außen. Der Schlauch zeigt nach unten in Richtung Hand. Die Manschette soll-*

NOTFALL – BLUTDRUCKKRISE

Bei einem hypertensiven Notfall, also einem akut gefährlich hohem Blutdruck, liegen die systolischen Blutdruckwerte in der Regel bei 200–220 mmHg und die diastolischen Blutdruckwerte bei 100–120 mmHg. Ein Notfall kann jedoch auch schon bei Blutdruckwerten unter 200/100 mmHg vorliegen.
Wenn zu dem plötzlichen Bluthochdruck mindestens eines der folgenden Symptome auftritt, sollte immer der Notarzt (112) gerufen werden. Sie weisen auf akute Schädigungen von Organen hin.

- *Brustschmerzen (Schmerzen, Brennen oder ein starkes Druckgefühl)*
- *Atemnot*
- *starkes Schwindelgefühl (eventuell mit starken Kopfschmerzen verbunden)*
- *Seh- oder Sprechstörungen (neurologische Ausfälle)*
- *Übelkeit*
- *Erbrechen*
- *Nasenbluten*
- *Benommenheit*
- *Krampfanfälle*
- *Lähmungen*

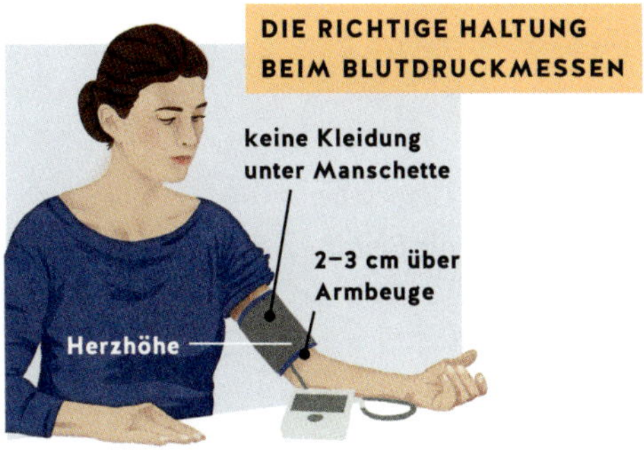

te nicht zu stramm sitzen: Zwischen Manschette und Arm sollte noch ein Finger passen.

- *Bluthochdruck-Patienten sollten jeden Tag ihre Werte erfassen. Alternativ bietet sich auch eine »Messwoche« einmal im Monat an. Der Durchschnittswert sollte unter 135/85 mmHg liegen.*
- *Notieren Sie Ihre Werte in einem Blutdruck-Pass, den Sie zum Beispiel über die Website der Deutschen Herzstiftung oder bei der Deutschen Hochdruckliga bestellen können. Noch einfacher ist es, sich eine App aufs Smartphone herunterzuladen und die Werte dort einzutragen.*

Tipp

Mit der 4-7-11-Atemübung erlangen Sie ganz problemlos die nötige Ruhe für die Messung: Zählen Sie beim Einatmen bis 4 und beim Ausatmen bis 7 und das 11 Minuten lang. Diese Atemübung eignet sich übrigens auch, um den Blutdruck (zumindest einen gemäßigt hohen) erst einmal ganz ohne Medikamente zu senken. Dafür zweimal täglich diese Übung durchführen.

DIGITALE HELFER

Modernes Blutdruckmanagement funktioniert natürlich auch mit digitalen Komponenten. Viele Messgeräte lassen sich mit einer Smartphone-App verbinden, was eine Hilfe beim Speichern und Systematisieren der Daten darstellt. Zudem können Sie sich von der App daran erinnern lassen, regelmäßig Ihre Werte zu ermitteln oder Ihre Medikamente einzunehmen. Die Deutsche Hochdruckliga vergibt auch diesbezüglich ein Prüfsiegel.
Die Messergebnisse von Smartwatches oder Fitnessarmbändern, auch Wearables genannt, sind noch zu ungenau, um an die Messergebnisse klassischer Geräte heranzukommen.

Kuna kennen keinen Bluthochdruck

Wahrscheinlich haben Sie noch nie etwas von ihnen gehört, von den Kuna, die auf den San-Blas-Inseln (Panama) leben. Bei ihnen kommen Herzerkrankungen, Schlaganfall oder Diabetes nur sehr selten vor. Bemerkenswert ist ihr extrem niedriger Blutdruck von etwa 110/70 mmHg – selbst im Alter. Worin liegt ihr Geheimnis?

DAS GEHEIMNIS DER KUNA

Das Geheimnis der Kuna ist der hohe Konsum von Kakao. Schon im vergangenen Jahrhundert äußerten Wissenschaftler den Verdacht, dass bestimmte sekundäre Pflanzenstoffe im Kakao, die Flavanole, zu diesem Effekt führen. Im Jahr 2012 bestätigte ein Forscherteam aus den USA diese Vermutung.[6] Sobald die kleinen Kuna nicht mehr gestillt werden, trinken sie täglich fünf große Tassen und oft auch mehr davon. Einfach nur Kakao mit Wasser und Zucker oder auch mit Maismehl.
Die Forscher der Studie schätzen, dass die Kuna pro Tag ungefähr 1880 Milligramm Flavanol aufnehmen, das sind wahrscheinlich die höchsten Werte aller Menschen auf der Erde.

ZIEMLICH GUTE MEDIZIN

Bei uns wurde Schokolade bis ins 19. Jahrhundert hinein nur in Apotheken verkauft, sie galt als Stärkungsmittel. Die verschiedenen Produkte sollten die Müdigkeit vertreiben, den Husten lindern sowie gegen Verdauungsbeschwerden und Schwindsucht helfen.
Doch von den heilsamen Flavanolen, die dem Kakao seine Farbe geben, wusste man damals nichts. Flavonole kurbeln die körpereigene Produktion von Stickstoffmonoxid (NO) in den Gefäßen an, und dieses bioaktive Molekül spielt bei der Regulierung des Blutdrucks eine wichtige Rolle. Es weitet die Gefäße und sorgt für Elastizität. Viel NO bedeutet entspannte Gefäße und einen entspannten Fluss des Blutes, ohne erhöhten Druck. Stickstoffmonoxid verhindert außerdem, dass die Blutplättchen verklumpen und sich Gerinnsel bilden. Auch die Bildung von freien Radikalen sowie die Oxidation von Fetten, die zur Verkalkung der Gefäße beitragen, wird durch NO gemindert. Zudem hat es eine entzündungshemmende Wirkung. Das alles wirkt vor allem auf die Gefäße des Herzens, des Gehirns, aber auch auf die großen Beinarterien. So schützt es uns vor Herzinfarkt, Schlaganfall oder Durchblutungsstörungen wie der Schaufensterkrankheit.

Neben den Flavanolen sind noch viele weitere Stoffe im Kakao wie Arginin, Serotonin oder Theobromin von gesundheitlicher Bedeutung. Man schätzt, dass etwa 300 verschiedene Substanzen im Kakao enthalten sind.
Der positive Effekt auf den Blutdruck beziehungsweise die Gefäße wurde in vielen Studien nachgewiesen. Auch die Gedächtnisleistung wird durch den Verzehr von Kakao gestärkt. Um von der Wirkung zu profitieren, müssen Sie natürlich den richtigen Kakao zu sich nehmen. Kakaogetränkepulver enthalten vor allem Zucker und sehr wenig Kakao.

WARMER KAKAO

Für zwei Portionen: Von 500 Millilitern Milch (oder Pflanzendrink) etwas abnehmen und mit 2 gehäuften Esslöffeln Kakao und etwas Zucker vverrühren. Die übrige Milch erwärmen, das Kakao-Zucker-Gemisch unterrühren und unter ständigem Rühren kurz aufkochen.

Tipp

Empfohlen wird der tägliche Verzehr von 30 Gramm hochprozentiger Schokolade (70 Prozent und höher). Wer morgens gerne einen Smoothie trinkt, kann diesen mit Kakaopulver anreichern.

MIT KAKAONIBS DAS MÜSLI AUFPEPPEN

Kakaonibs enthalten ebenfalls viele Flavanole. Diese Stückchen entstehen nach Fermentierung und schonender Trocknung der Kakaobohnen und dienen als Rohmaterial für alle weiteren Kakaoprodukte. Kakaonibs enthalten in konzentrierter Form die gesundheitsfördernden Pflanzenstoffe. Kaufen kann man sie in Bio- und Naturkostläden, in großen Drogerien und in gut sortierten Supermärkten.

PERFEKTE ENERGIEBÄLLCHEN

200 Gramm getrocknete Datteln (oder ein Mix aus Trockenfrüchten) mit 200 Gramm Mandeln oder Haselnüssen und 3 Esslöffeln Kakaonibs in einen Mixer geben und zerkleinern.
Mit einem Löffel etwas von der Masse abstechen und mit den Händen zu kleinen Kugeln formen. Die Kugeln in Kakaopulver wälzen. Das Rezept ergibt ca. 20 kleine Kugeln.

Was den Blutdruck in die Höhe treibt

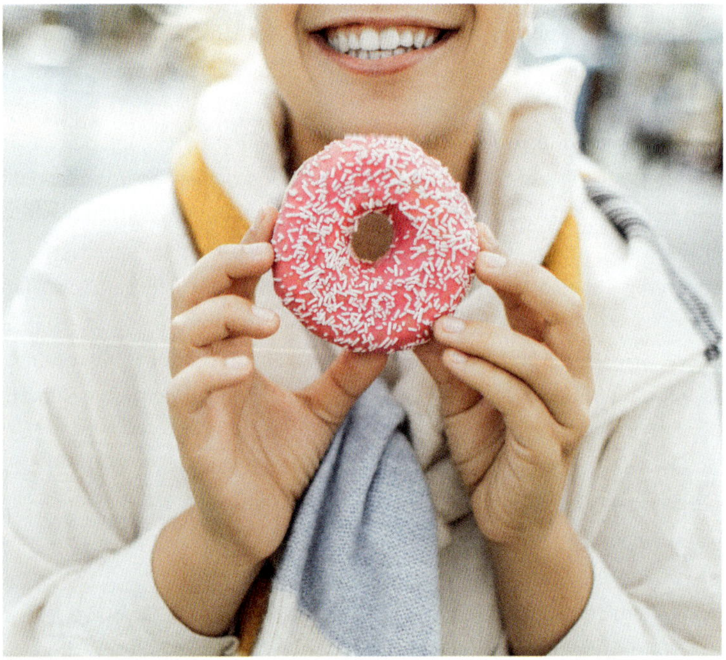

In den meisten Fällen ist es keine Grunderkrankung, die den Blutdruck in die Höhe treibt *(siehe Seite 20)*. Ein bisschen liegt es an den Genen, auch das Geschlecht und das Alter spielen eine Rolle. In der Regel sind es jedoch ganz banale alltägliche Dinge, die leider auch bei Jüngeren zu Bluthochdruck führen. Dies lässt sich kurz und knapp auf einen Nenner bringen: Es ist die westliche Lebensweise, die sich durch zu wenig Bewegung und den übermäßigen Verzehr hochkalorischer, aber nährstoffarmer Lebensmittel auszeichnet. Die Folge ist oft Übergewicht. Das ist jedoch längst nicht alles. Hinzu kommt ein allgemein hohes Stresslevel. All diese Faktoren belasten das Herz-Kreislauf-System und fördern entzündliche Prozesse, die still und leise die Gefäße schädigen. So entsteht schleichend ein Teufelskreis, der den Blutdruck langfristig ansteigen lässt.

BAUCHFETT TRIGGERT DIE ENTZÜNDUNGSFÖRDERNDE HORMONPRODUKTION

Das Körperfett, speziell das Bauchfett, treibt noch auf andere Weise sein Unwesen. Die dort ansässigen Fettzellen produzieren zahlreiche Hormone und weitere Botenstoffe, die den Blutdruck in die Höhe treiben sowie Entzündungsprozesse in Gang setzen. Schwelen die Entzündungen in den Gefäßen, kommt es zu Ablagerungen aus Fett- und Entzündungszellen sowie Abbauprodukten von Zellen. Diese sogenannten Plaques sind von einer Bindegewebskappe umgeben und können so lange weiterwachsen, bis sie zur Verengung einer Arterie führen. Das nennt man Atherosklerose. Die Gefäße werden enger und steifer, Organe werden schlechter durchblutet. Im schlimmsten Fall bricht der Inhalt der Plaque ganz plötzlich durch das Bindegewebe durch und entlädt sich wie ein Vulkan. Sobald die Fett- und Entzündungszellen mit dem Blut in Kontakt kommen, aktiviert der Körper die Blutgerinnung, um die vermeintliche Verletzung zu heilen. Es entsteht ein Gerinnsel, das die Arterie komplett verstopfen kann. Je nachdem, ob das in der Halsschlagader oder in den Herzkranzgefäßen passiert, kann dies dann einen Schlaganfall oder einen Herzinfarkt auslösen.

Das Bauchfett greift außerdem in den Zuckerstoffwechsel ein und begünstigt dadurch die Entstehung von Diabetes.

Übergewicht – Mehrarbeit für das System

Stellen Sie sich vor, Sie würden von morgens bis abends zwei Eimer mit jeweils 10 Litern Wasser mit sich herumtragen. Nicht nur Ihre Armmuskeln würden recht schnell streiken, auch Ihr Herz käme bald aus der Puste. Nun muss niemand sein Übergewicht auf Händen tragen, sondern der gesamte Körper trägt sozusagen die Last, aber mit der Belastung muss das Herz ganz allein fertigwerden. Es muss mehr Kraft investieren, um eine größere Körpermasse mit Blut zu versorgen. Das Mehr an Fett im Körper erhöht zudem den Widerstand in den Blutgefäßen und das Herz muss sich noch mehr anstrengen. All dies sind Faktoren, die auf Dauer für einen erhöhten Blutdruck sorgen.

Tipp

Es ist ganz einfach herauszufinden, ob Ihr Bauchumfang bedenklich ist: Legen Sie ein Maßband in Höhe des Bauchnabels um den Körper und lesen Sie die Zahl ab. Als ideal gilt bei Frauen ein Wert bis 80, bei Männern bis 94 Zentimeter. Haben Sie als Frau einen Bauchumfang über 88 oder als Mann über 102 Zentimeter, dann hat sich in Ihrem Bauch definitiv zu viel Fett angesammelt.

Übergewicht, Bluthochdruck, erhöhte Blutfette und Diabetes bilden ein unheilvolles Quartett, das in der Fachsprache metabolisches Syndrom genannt wird. Sie hängen zusammen wie Kletten und verstärken ihr krank machendes Potenzial gegenseitig.
Viele Tipps zur (entzündungshemmenden) blutdrucksenkenden und gefäßgesunden Ernährung finden Sie im praktischen Teil dieses Ratgebers.

Wenn Lebensmittel krank machen

In unserem Sprachgebrauch reden wir üblicherweise von gesunden oder ungesunden Lebensmitteln. Aber das wird den ursprünglichen Lebensmitteln nicht gerecht. Per se sind sie erst mal alle gesunde Mittel, die uns Energie, Vitamine, Mineralien und viele weitere lebenswichtige Stoffe liefern. Sie verschaffen uns außerdem sinnliche Genüsse und halten so im wahrsten Sinne des Sprichwortes Leib und Seele zusammen.
Das Problem heutiger (westlicher) Ernährung ist die Dominanz sogenannter hochverarbeiteter Lebensmittel, die man entweder gleich verzehren kann oder nur kurz erwärmen muss, und schon steht ein fertiges Essen auf dem Tisch.
In Deutschland bestehen fast 39 Prozent der gesamten Energieaufnahme aus hochverar-

beiteten Lebensmitteln (Nahrung und Getränke). Damit steht es weit oben im europäischen Vergleich.

VIELE ZUTATEN, VIELE GESUNDHEITSFALLEN

In der Regel enthalten diese hochverarbeiteten Lebensmittel viel Zucker, Salz, Fett und zahlreiche Zusatzstoffe wie Aromen, darunter die berühmten E-Stoffe, Extrakte, Gluten, Stabilisatoren sowie verschiedene Zuckerarten und Zuckeraustauschstoffe. Die Zusatzstoffe sorgen einerseits dafür, dass die Produkte lange haltbar sind, andererseits dienen sie der Geschmacksverbesserung.
Wir lieben von Natur aus Süßes und auch Salziges. Ob Schokoriegel oder Chips, Chicken-Nuggets oder Tiefkühlpizza – sie alle sind eine große Verführung für unsere Geschmacksnerven und das Belohnungssystem unseres Gehirns. Wenn wir auch nur ein bisschen davon essen, schreit es: Mehr davon! Doch essen wir zu viel davon, besteht nicht nur die Gefahr, dass das Gewicht in die Höhe geht. Auch der Zucker- und Fettstoffwechsel wird zunehmend überfordert mit der Folge, dass der Körper immer größere Mühe hat, die aufgenommene Energie sinnvoll zu verarbeiten, wodurch wir irgendwann beim metabolischen Syndrom landen können.
Der Zusammenhang zwischen dem Verzehr von hochverarbeiteten Lebensmitteln und negativen gesundheitlichen Auswirkungen, wie Übergewicht, Herz-Kreislauf-Erkrankungen und Stoffwechselstörungen, ist gut dokumentiert. Die Wissenschaftler sind sich jedoch darüber uneinig, was genau die Ursachen dafür sind: die zugesetzten Zucker und Fette, die chemischen Zusatzstoffe oder

GESUNDHEITSRISIKO VERPACKUNG

Ein Aspekt, der oft unterschätzt wird: Industriell hergestellte Lebensmittel werden häufig in aufwendigen Verpackungen verkauft, und diese Verpackungsmaterialien können endokrin wirksame Chemikalien, wie Bisphenol A (BPA) oder ähnliche Verbindungen enthalten, die in den Hormonhaushalt eingreifen. Epidemiologische Daten deuten darauf hin, dass Menschen, die mehr mit solchen Stoffen in Berührung kommen, dadurch ein höheres Risiko für Übergewicht, Diabetes und Bluthochdruck haben.

11 Tipps und Tricks zum Abnehmen

Wenn Sie 5 Kilogramm an Gewicht verlieren, sinkt Ihr systolischer Blutdruck um 5–6 mmHg und der diastolische etwa um 2 mmHg. Das klingt erst mal nicht viel, aber mit jedem Kilo sagen Sie nicht nur dem Bluthochdruck den Kampf an, sondern mindern das Risiko für Schlaganfall und Herzinfarkt drastisch. Ein paar kleine Tricks erleichtern Ihnen den Einstieg ins Abnehmen. Wichtig ist die Motivation: Nehmen Sie nicht für andere ab. Tun Sie es für sich selbst.

1. GUTE PLANUNG

Machen Sie sich eine Liste, worauf Sie am leichtesten verzichten können: auf die Milch im Kaffee oder die Kekse dazu, auf das abendliche Glas Wein? Kleine Veränderungen, die nicht besonders wehtun, machen auf die Dauer viel aus.

2. RÄUMEN SIE DIE KÜCHE AUF

Forscher haben in einer Studie festgestellt, dass Probanden in einer unordentlichen Küche eher dazu verführt werden konnten, Süßes zu essen, als in einer aufgeräumten.

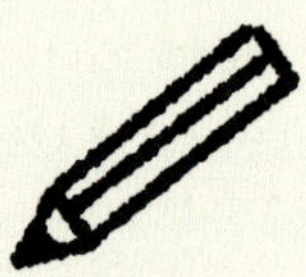

3. KAUFEN SIE BEWUSST EIN

Was man nicht einkauft, kann man nicht essen. Schreiben Sie eine Einkaufsliste und halten Sie sich daran. Lassen Sie sich nicht von Angeboten verleiten. Und kaufen Sie nicht hungrig ein.

4. ESSEN SIE VON KLEINEN TELLERN

Werden die Speisen auf kleinen Tellern serviert, isst man weniger, als wenn große Teller verwendet werden, haben Studien gezeigt. Außerdem stellten Verhaltensforscher fest, dass die Farbe des Geschirrs beim Abnehmen hilft. Rot bringt uns demnach dazu, weniger zu essen, es wirkt wie das Stoppsignal einer Ampel.

5. DER ZUCKERWÜRFELTRICK

Wer ein Jahr lang seine zwei Stück Zucker im Morgenkaffee weglässt, kann allein dadurch 1,2 Kilo abnehmen. Eine kleine Veränderung mit großer Wirkung.

6. DER GLÄSERTRICK

Trinken Sie kalorienreiche Getränke möglichst aus schmalen, hohen Gläsern. In breite, niedrige Gläser schenken wir automatisch 28 Prozent mehr ein als in schlanke. Das liegt an einer optischen Täuschung – halb voll im schmalen Glas ist weniger Inhalt als halb voll im breiten und niedrigen Glas.

7. WAGEN SIE NEUES

Gehen Sie das Abnehmen wie ein Abenteuer an und lassen Sie sich darauf ein, neue Lebensmittel, Rezepte und Gewürze auszuprobieren.

8. TRINKEN SIE VIEL

Trinken Sie am besten Wasser mit etwas Ingwer oder Zitrone. Das füllt nicht nur den Magen, es fördert auch die Verdauung.

9. KEIN HANDY AM ESSTISCH

Um achtsam und genussvoll essen zu können, sollte das Handy nicht auf dem Tisch liegen, sondern weit weg, am besten in einem anderen Raum.

10. BAUEN SIE MUSKELN AUF

Muskeln verbrauchen mehr Energie als Fettgewebe, selbst im Ruhezustand. So verbrennen Sie sogar im Schlaf mehr Kalorien. Und je regelmäßiger Sie sich bewegen, also je besser Ihre Muskeln trainiert sind, desto besser klappt es auch mit der Fettverbrennung.

11. STELLEN SIE DIE WAAGE WEIT WEG

Tägliches Wiegen ist purer Stress, denn das Gewicht unterliegt naturgemäß Schwankungen. Wer nur geringes Übergewicht hat, kann einfach dem Hosenbund vertrauen. Wer starkes Übergewicht hat, sollte sich einmal in der Woche wiegen.

der Verarbeitungsgrad der Lebensmittel oder alles zusammen.

Die (blutdruck-)gesunde Devise lautet: Essen Sie vorrangig selbst zubereitete Speisen mit einem hohen Anteil an pflanzlichen Produkten, Samen, Nüssen und Hülsenfrüchten. Die liefern die lebensnotwendigen Ballaststoffe, wichtig für das Darmmikrobiom und damit auch für das Immunsystem. Das muss auf Zack gehalten werden, um Entzündungsprozesse schon im Keim zu ersticken.

LEBENSMITTELZUTATENLISTE RICHTIG VERSTEHEN

Reihenfolge beachten: Die Zutaten sind nach ihrem Anteil im Produkt sortiert – von der ersten ist am meisten enthalten.

Versteckte Fette identifizieren: „Gehärtete" oder „teilgehärtete Fette" enthalten oft ungesunde Transfette.

Auf Fette und Öle achten: Bevorzugen Sie natürliche Öle wie Olivenöl statt industriell verarbeiteter Fette.

Zuckerfallen erkennen: Zucker versteckt sich hinter vielen Namen, zum Beispiel Fruktose, Dextrose oder Glukosesirup.

Erkennbarkeit der Zutaten: Chemisch klingende Bezeichnungen deuten häufig auf Zusatzstoffe hin.

Faustregel: Je kürzer und verständlicher die Zutatenliste, desto natürlicher ist das Lebensmittel.

VON WEGEN GENUSSMITTEL

Giftstoffe aus dem Tabakrauch begünstigen die Bildung von Plaques in den Blutgefäßen. So können unter anderem freie Radikale, die mit dem Rauch in den Blutkreislauf gelangen, die Gefäßinnenwände schädigen. Bestimmte Substanzen im Rauch senken außerdem die Konzentration von Stickstoffmonoxid (das die Gefäße weit und elastisch hält) und be-

DIE DOSIS MACHT DAS GIFT

Bei Männern steigt der Blutdruck meist ab etwa 30 Gramm Alkohol an und bei Frauen bereits ab rund 20 Gramm Alkohol. Auch wenn die Reaktionen sehr individuell sind, kann es nach dem Trinken von Alkohol teilweise zu einer Zunahme von bis zu 7 mmHg des oberen Wertes (systolisch) und 5 mmHg des unteren Wertes (diastolisch) kommen. Beim Mann sind die Anstiege des Blutdrucks also stärker als bei der Frau – und übrigens bei Rauchern stärker als bei Nichtrauchern.

einträchtigen so die Funktion des Endothels, das ist die dünne Innenauskleidung der Gefäße. In diese entzündlich veränderten Gefäßwände lagert sich dann vermehrt LDL-Cholesterin ein, was zur Bildung von Plaque und damit zur Verengung der Gefäße führt *(siehe auch Seite 29)*. Diese Veränderungen an den Blutgefäßen sind auch als Atherosklerose bekannt. Je nachdem, welche Arterien betroffen sind, können ein Herzinfarkt, ein Schlaganfall oder auch Durchblutungsstörungen an den Beinen (»Raucherbein«) die Folge sein.

Als Ursache für den Blutdruckanstieg durch Alkohol werden verschiedene, noch nicht ganz genau geklärte Mechanismen verantwortlich gemacht. Man weiß jedoch, dass eine über das Zwischenhirn ausgelöste Steigerung der Aktivität unseres sympathischen Nervensystems, also unseres Leistungsnervs, wesentlich ist. Das führt zu einer erhöhten Ausschüttung blutdrucksteigernder Hormone, was zum Beispiel eine Erhöhung der Herzfrequenz zur Folge haben kann.

Die Sitzkrankheit

Bei allen sogenannten Zivilisationskrankheiten spielt die mangelnde Bewegung eine wichtige, wenn nicht gar die entscheidende Rolle. Genetisch sind wir für ein Leben in Bewegung ausgestattet. In den über 300 000 Jahren, die der Homo sapiens auf der Erde wandelt, hat er sich die meiste Zeit bewegen müssen, um Nahrung und Material für Kleidung oder Unterkunft heranzuschaffen. Täglich musste er bis zu 20 Kilometer und mehr zurücklegen. Unser ganzer Organismus ist darauf ausgelegt: Muskeln, Knochen, Gelenke, die Blutgefäße, der Stoffwechsel, das Herz. Doch unsere heutige Lebensrealität ist eine andere. Der moderne Mensch sitzt vorrangig, ob am Arbeitsplatz vor dem Rechner oder nach Feierabend auf der Couch. Die fehlende Bewegung fördert die Bildung von Blutgerinnseln und erhöht den Blutdruck, was wiederum das Risiko für Herzinfarkt und Schlaganfall steigert.

Wenn wir die meiste Zeit des Tages sitzen und uns zu wenig bewegen, wird der Körper nicht gefordert und die Systeme schalten auf Sparflamme. Das Herz wird schwach, Gefäße werden steif, die Knochen brüchig, die Muskeln schlapp, der Stoffwechsel entgleist. »Use it or lose it« – »Nutze es oder verliere es«, bringt es die prägnante Formel auf den Punkt.

Tipp

Machen Sie sich die 45/5-Regel zu eigen. Auf 45 Minuten Arbeitszeit sollten 5 Minuten Bewegungspause folgen. Lassen Sie sich durch einen Timer daran erinnern.

Stressmaschine Alltag

Die Weltgesundheitsorganisation (WHO) bezeichnet chronischen Stress als eine der größten Gesundheitsgefahren des 21. Jahrhunderts.

Sind wir akutem Stress ausgesetzt, wird der Sympathikus, unser Leistungsnerv, aktiviert. Der Blutdruck steigt an, das Herz schlägt schneller, die Atmung wird intensiver. Außerdem tritt die Hypothalamus-Hypophysen-Nebennierenrinden-Achse (HPA-Achse) in Aktion – am Ende einer ganzen Reihe von Reaktionen werden die Stresshormone Adrenalin, Noradrenalin und Cortisol in der Nebenniere ausgeschüttet. Sie können dann bis auf das Zehnfache ansteigen! Diese Botenstoffe rufen gleichzeitig das Immunsystem auf den Plan und natürliche Killerzellen (NK) schwärmen aus. Es kommt zu einer lokalen Entzündungsreaktion, um mögliche Erreger zu bekämpfen. Ist die Gefahr vorbei, reguliert sich ein gesunder Organismus selbst. Über die HPA-Achse kommt das Kommando zum Rückzug der Killerzellen und auch die Stresshormone pegeln sich wieder auf das Normalmaß ein. So läuft es normalerweise.

Anders allerdings, wenn Stress zum Dauerzustand wird. Bei anhaltendem Stress übernimmt Cortisol das Kommando und bringt das fein abgestimmte Stressverarbeitungssystem ins Wanken. Nicht nur der Blutdruck schießt dann dauerhaft in die Höhe, auch Zucker- und Fettstoffwechsel werden negativ beeinflusst. Ebenso leidet das Immunsystem darunter. Es wird quasi herunterreguliert, also unterdrückt. Die stressbedingten Entzündungen werden nicht mehr vom Körper eingedämmt und zündeln latent weiter. Man spricht von »stillen Entzündungen«. Das Ergebnis: ein gesteigertes Risiko für Allergien, Infekte, Herzinfarkt und für die Entstehung von Krebs oder Autoimmunerkrankungen.

Tipp

Kalte oder wechselwarme Wasseranwendungen nach Kneipp senken die Aktivität von Stressrezeptoren. Dadurch sinkt der Blutdruck und auch das Immunsystem wird im Kampf gegen »stille Entzündungen« gestärkt. Im Kapitel »Naturheilmittel Wasser« finden Sie zahlreiche Anregungen, wie Sie Wasseranwendungen unkompliziert in den Alltag integrieren können.

Kipp-Punkt Wechseljahre

In den Wechseljahren kommt es zu einschneidenden Veränderungen im Hormonhaushalt von Frauen. Das hat auch Auswirkungen auf die Gefäße und den Blutdruck.

WENIGER SCHUTZ DURCH ÖSTROGENE

Die weiblichen Östrogene regen die Produktion von Stickstoffmonoxid in den Gefäßen an. Das macht sie weit und elastisch, was für günstige Druckverhältnisse in den Gefäßen sorgt. Außerdem haben sie einen positiven Einfluss auf die Blutgerinnung und die Blutfette.

HÖHERES RISIKO FÜR BLUTHOCHDRUCK

Mit dem allmählichen Nachlassen der Östrogenproduktion geht dieser Effekt verloren, das Risiko für Bluthochdruck steigt und damit auch die Gefährdungen. In einer US-amerikanischen Studie, in der Männer und Frauen mit unbehandeltem Bluthochdruck beobachtet wurden, wiesen Frauen bei vergleichbarem Druck zu 30 bis 40 Prozent mehr Gefäßschäden auf.[7] Darüber hinaus führt Bluthochdruck bei Frauen häufiger als bei Männern zu Schlaganfall, Herzinfarkt sowie Herzschwäche, vaskulärer Demenz und Nierenproblemen.

WENIGER MUSKELN UND MEHR GEWICHT

Der Rückgang der Hormone in den Wechseljahren fördert außerdem den Abbau von Muskeln, unseren größten Energieverbrauchern. Damit sinkt auch der Grundumsatz, also der Energiebedarf zur Aufrechterhaltung aller Körperfunktionen. Bei gleicher Kalorienzufuhr nimmt man allmählich zu, es entwickeln sich die berühmten kleinen Fettpolster.

ZEIT FÜR MEHR SELBSTFÜRSORGE

Spätestens jetzt ist es Zeit, sich bewusster um das körperliche Wohlbefinden zu kümmern und Fragen der Ernährung, Bewegung und des Stressmanagements mehr Aufmerksamkeit zu schenken. Messen Sie öfter mal den Blutdruck, denn Sie wissen ja, einen Bluthochdruck spürt man (sehr lange) nicht. Und gehen Sie zum Gesundheits-Check-up, der Ihnen alle drei Jahre zusteht.

Unterstützung aus der Natur

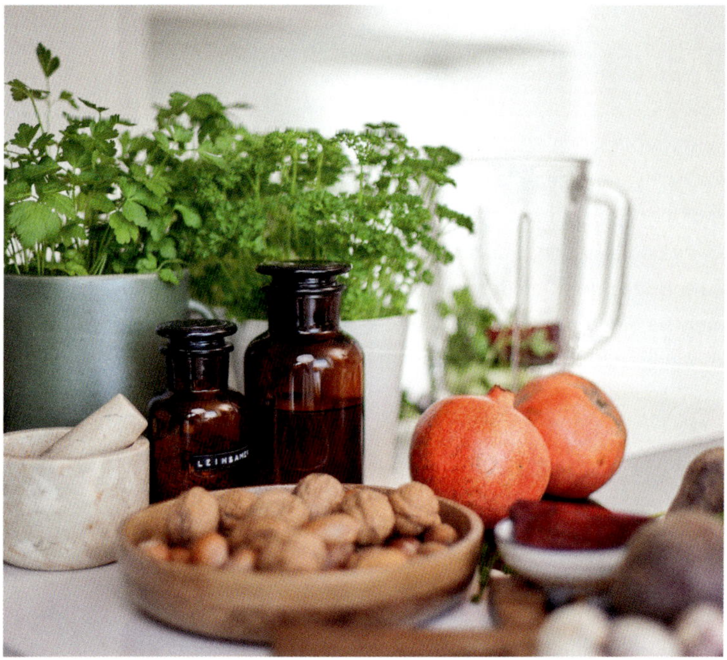

Steckt hinter dem erhöhten Blutdruck keine andere Grunderkrankung, haben Sie vieles selbst in der Hand, um ihn positiv zu beeinflussen. Faktoren wie Ernährung, Bewegung sowie der Umgang mit Stress haben unmittelbaren Einfluss auf den Blutdruck. An diesen Schrauben können Sie kräftig drehen.

Die fünf Säulen der Naturheilkunde

Wissen Sie eigentlich, dass Sie es täglich mit Naturheilkunde zu tun haben? Jeder Bissen, den Sie zu sich nehmen, ist im besten Fall auch ein wertvolles Heilmittel. Auch jeder Schritt, den Sie tun, ist Medizin für den Körper. Ernährung und Bewegung gehören wie die Heilpflanzentherapie, die Hydrotherapie und die Ordnungstherapie zu den fünf klassischen Säulen der Naturheilkunde.

ERNÄHRUNG UND BEWEGUNG

Beispielsweise schützt eine antientzündliche, Ernährung – insbesondere dunkle Beeren – die Gefäße vor Arteriosklerose. Gute Öle sorgen für deren Elastizität und Rote Bete sowie grünes Blattgemüse kurbeln die Produktion von Stickstoffmonoxid in den Gefäßen an, was sie weit macht und den Blutdruck senkt *(siehe auch S. 26)*.

Bewegung sorgt unter anderem dafür, dass die kleinen Kapillargefäße aktiviert werden, was die Oberfläche des Blutversorgungssystems enorm vergrößert und dadurch den Blutdruck senkt.

Wissenschaftler diskutieren gelegentlich, was wichtiger zur Erhaltung der Gesundheit ist: Bewegung oder Ernährung. Die einen meinen, eine abwechslungsreiche, pflanzlich betonte Ernährung wäre das wichtigste Element für die Gesundheit, andere präferieren die Bewegung. Fakt ist: Beide Lager haben recht. Denn sowohl Bewegung als auch Ernährung haben enormen Einfluss auf unsere Gesundheit.

HEILPFLANZENTHERAPIE

Die Heilpflanzentherapie (Phytotherapie), ist eine weitere bedeutsame Säule der Naturheilkunde. Zu den wichtigen Heilpflanzen gegen hohen Blutdruck und zur Stärkung des Herzens zählen Weißdorn, Olivenblätter, Mistel, Hibiskus, Schlangenwurz (Rauwolfia) sowie Knoblauch. Ein Teilgebiet der Pflanzenheilkunde ist die Aromatherapie. Düfte sprechen nicht nur unsere Sinne an, sondern haben auch therapeutische Kraft. Bluthochdruck kann man beispielsweise durch den Duft von Zitrus, Lavendel oder Muskatellersalbei senken. Mehr dazu erfahren Sie im Kapitel »Hilfe aus der Pflanzenapotheke«.

HYDROTHERAPIE

Das umfangreiche Therapiesystem rund um die Heilkräfte des Wassers wird als Hydrotherapie bezeichnet. Ob warm oder kalt, äußerlich oder innerlich – das Lebenselixier Wasser stößt viele Regulationsprozesse an. Wasseranwendungen wirken unter anderem beruhigend und ausgleichend auf das vegetative Nervensystem und dämpfen den »Antreiber Sympathikus«, der auch beim Bluthochdruck ein wichtiger Player ist. Kälte ist zudem ein

Eine Körperreise, die Lächeln schenkt

Lächeln oder lachen führt zur Ausschüttung von Hormonen, die die Stimmung heben, Körper und Geist entspannen und damit auch den Blutdruck niedrig halten. Kombiniert mit einer Körperreise, die uns automatisch tief atmen lässt, eröffnet sich ein direkter Zugang zum autonomen Nervensystem.

KÖRPERREISE, DIE LÄCHELN SCHENKT

1 Setzen Sie sich bequem hin, aufrecht, aber entspannt. Legen Sie die Hände locker auf die Oberschenkel und stellen Sie beide Füße fest auf den Boden. Sie können die Übung auch im Liegen durchführen.

2 Schließen Sie entspannt die Augen. Beobachten Sie einen Moment, wie sich beim Ein- und Ausatmen der Brustkorb hebt und wieder senkt. Spüren Sie den Kontakt zum Boden, den sanften Druck der Auflagefläche. Und nehmen Sie Ihren Körper als Ganzes wahr, von Kopf bis Fuß.

3 Nun schicken Sie ein Lächeln in Ihr Herz. Sie werden merken, dass Sie sofort tiefer atmen und sich das Herz regelrecht weitet. Atmen Sie einige Male ein und aus.

4 Nach einer Weile lassen Sie das Lächeln beim Ausatmen durch die Aorta nach oben in Ihren Kopf wandern und atmen einige Male tief ein und aus. Beim Ausatmen befindet sich das Lächeln im Kopf, beim Einatmen konzentrieren Sie sich jeweils auf das Lächeln im Herzen.

5 Die Körperreise geht weiter: Schicken Sie beim Ausatmen das Lächeln in die Arme, die Lunge, den Bauchraum und die Beine und verweilen Sie dort jeweils mehrere Atemzüge. Beim Einatmen ist das Lächeln im Herzen wichtig.

Wirkung

+ Sie werden ruhiger, die Herzfrequenz sinkt und Ihre Stimmung verbessert sich spürbar.

gutes Training für mehr Elastizität der Gefäße und Wärme weitet die Gefäße sehr schnell. So kann man den Blutdruck mit einem warmen Vollbad rasch deutlich senken *(siehe auch Seite 55)* und mit kalten Güssen langfristig stabilisieren.

ORDNUNGSTHERAPIE

Und dann gibt es noch die sogenannte Ordnungstherapie. Damit gemeint ist eine ausgewogene Lebensführung im Einklang mit den Rhythmen des Körpers und der Natur. Es geht um die Frage, wie der Mensch seinen persönlichen Lebensalltag gesünder gestaltet und welche Strategien ihm dabei helfen. Für den einen ist es wichtig, besser mit Stress umzugehen, ein anderer will endlich mit dem Rauchen aufhören und wieder jemand anderes hat das Ziel, mehr Bewegung und Aktivität in seinen Alltag zu bringen. Auch wichtig: Wie ist es um den inneren Frieden bestellt? Denn zu wenig Gelassenheit und Zufriedenheit wirken sich auch auf unseren Blutdruck aus.
Die Ordnungstherapie – oft auch als Mind-Body-Medicine bezeichnet – nutzt die Erkenntnisse aus der Psychologie und der Verhaltenstherapie und setzt ganz praktische Übungen ein in Form von Körperreisen, Meditation, Atemübungen etc. Auf diese Weise werden geistige und körperliche Prozesse angestoßen.

WEITERE VERFAHREN

Neben diesen klassischen Säulen der Naturheilkunde gibt es noch ein großes Spektrum an weiteren Verfahren, die zur Naturheilkunde zählen und bei Bluthochdruck zum Einsatz kommen können.
Besonders eindrucksvolle Ergebnisse zeigen sogenannte ausleitende Verfahren wie der Aderlass oder das Schröpfen. Klingt ziemlich althergebracht und ist es auch. Und wieder ganz modern, wie Sie auf den folgenden Seiten nachlesen können.

Der Selbstheilungsnerv namens Vagus

Der Vagusnerv gehört zum parasympathischen Teil des autonomen Nervensystems (ANS). Vagus bedeutet »umherschweifend«, und das tut dieser Nerv tatsächlich: Er verlässt das Gehirn in etwa auf Höhe der Ohren, gibt Äste zum Trommelfell ab, wandert auf beiden Seiten entlang der Speiseröhre nach unten und schickt einen Zweig zum Kehlkopf, um die Stimmlippen zu versorgen. Wir sprechen und singen also mithilfe des Nervus vagus.
Schließlich schickt er Äste zum Herzen sowie zur Lunge und schiebt sich weiter auf beiden Seiten des Magens in die Bauchhöhle, um dort große Teile des Darms zu steuern (siehe auch Abbildung auf *Seite 44*).

Blutige Heilmittel hoch im Kurs

Bei dem Gedanken an die Medizin im Mittelalter gruselt es viele. Blutig ging's zu. Doch viele überlieferte Texte zeugen davon, dass die Ärzteschaft auch Erstaunliches vollbrachte.

ADERLASS

Der allseits bekannte Aderlass wurde bereits im Mittelalter bei Übergewicht und Bluthochdruck eingesetzt. Die Mediziner konnten hohen Blutdruck damals zwar nicht messen, aber sie ließen häufig Menschen mit warmer, feuchter Haut und gerötetem Gesicht zur Ader, hat der Medizinhistoriker Professor Gundolf Keil vom Institut für Geschichte der Medizin der Universität Würzburg herausgefunden.[8] Heute wissen wir, dass diese Beschreibung auf viele Bluthochdruck-Patienten zutrifft.

RENAISSANCE DES ADERLASSES

An vielen naturheilkundlichen Kliniken gehört der Aderlass heute zum therapeutischen Repertoire bei der Behandlung des Bluthochdrucks. Dabei werden 100 bis maximal 200 Milliliter venöses Blut entnommen. Studien bestätigen seine blutdrucksenkende Wirkung bei leichtem (> 140/90) bis mittelschwerem (um die 160/100) Bluthochdruck.

Warum der Blutdruck nach dem Aderlass sinkt, ist noch nicht abschließend geklärt. Als eine mögliche Ursache wird eine »Verjüngung« des Altersschnitts der roten Blutkörperchen diskutiert. Rote Blutkörperchen leben durchschnittlich 120 Tage lang und werden dann in der Milz abgebaut. Geht Blut verloren, werden neue rote Blutkörperchen gebildet, um den Verlust auszugleichen. Bei regelmäßigem Blutverlust steigt so der Anteil der jungen Erythrozyten. Ihre bessere Verformbarkeit erleichtert möglicherweise das Durchströmen der kleineren Blutgefäße, der Gefäßwiderstand verringert sich und daraus könnte eine Blutdrucksenkung resultieren.
Eine andere Theorie besagt, dass der Gehalt an blutdrucksteigernden Hormonen und Stoffwechselprodukten durch die Blutspende sinkt und damit der Blutdruck.
Auch der verringerte Eisenspiegel durch die Spende könnte dafür sorgen, dass der oxidative Stress für die Gefäße abnimmt und diese hierdurch elastischer bleiben, was wiederum der Blutdruckregulation zugutekommt.
Egal, welcher Wirkmechanismus den Blutdruck senkt: Fakt ist, es funktioniert!

ÖFTER MAL ZUR BLUTSPENDE

In Studien wurde bestätigt, dass Blutspenden, ähnlich wie der Aderlass, den Blutdruck senkt. So beobachtete die Berliner Charité knapp 300 Blutspender über einen Zeitraum von bis zu vier regulären Blutspenden, das entspricht neun bis zwölf Monaten.[9] Die Hälfte von ihnen litt unter Bluthochdruck, der Rest hatte normale Blutdruckwerte. Das Ergebnis: Bei den Spendern und Spenderinnen mit Bluthochdruck sanken die Werte systolisch um 17,1 mmHg und diastolisch um 11,7 mmHg. Die Werte der Kontrollgruppe blieben interessanterweise konstant. Es muss also niemand mit normalen Blutdruckwerten Angst haben, dass sein Blutdruck durch das Blutspenden zu niedrig wird. Übrigens hält der blutdrucksenkende Effekt nach einer einmaligen Blutspende etwa sechs Wochen an.

BLUTIGES SCHRÖPFEN IM ANGEBOT

Besagte Kliniken der integrativen Medizin haben auch blutiges Schröpfen im Angebot. Dieser »kleine Aderlass« wurde schon im alten Ägypten und Griechenland bei vielen Beschwerden angewandt und ist bis heute in Osteuropa sehr populär.

Beim Schröpfen wird ein Gefäß mit Unterdruck auf die Haut gesetzt. Früher wurde dieser Unterdruck durch die Hitze einer Kerze erzeugt, heute verwendet man meist Saugglocken. Durch den Unterdruck wird das Gewebe in das Gefäß gezogen und es tritt Blut aus den Adern ins Bindegewebe aus. Es entsteht ein Bluterguss. Durch diesen Reiz kommt es zu einer körperlichen Reaktion.

Beim »blutigen Schröpfen« wird die Haut vor dem Aufsetzen der Saugglocke leicht angeritzt, sodass etwas Blut austritt. Durch den Saugvorgang beim Schröpfen werden Haut, Unterhaut und Bindegewebe kräftig durchblutet. Das wirkt sich positiv auf den Blutdruck aus. Ärzte für Naturheilverfahren und Heilpraktiker bieten dies an.

DER VAGUSNERV

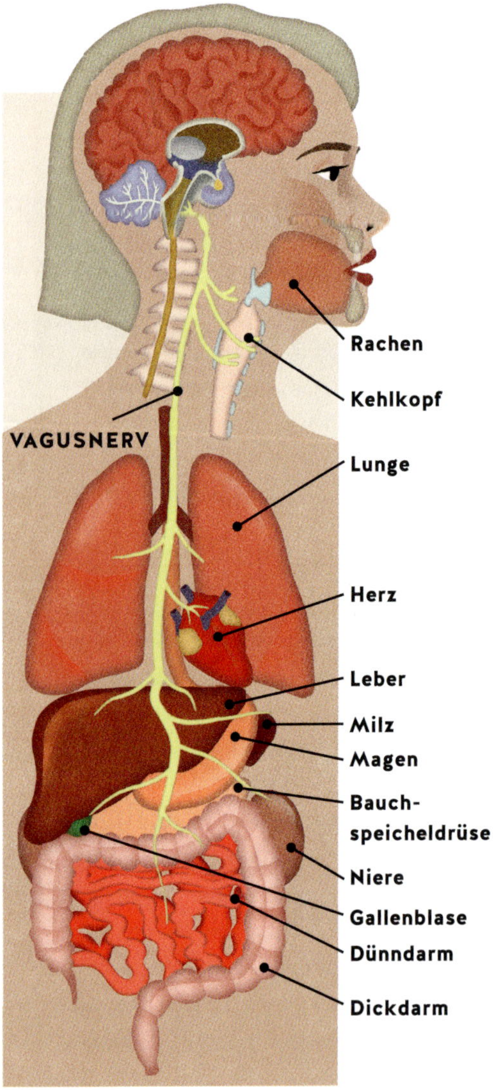

»GROSSER RUHENERV«

Der Vagusnerv wird auch als »großer Ruhenerv« bezeichnet, da er Herzschlag und Atemrhythmus beruhigt. Er ist dafür verantwortlich, Herzschlag und Atem aufeinander abzustimmen: Beim Einatmen beschleunigt sich der Herzschlag etwas, beim Ausatmen wird er etwas langsamer. Es existiert also eine pulsatorische Beziehung zwischen Herzschlag und Atemfrequenz.

Ein hoher Tonus des Vagus ist ein Zeichen für gute Gesundheit. Umgekehrt ist ein Ruhepuls zwischen 50 und 70 Schlägen pro Minute ein Zeichen für eine gute Vagusfunktion. So führt unter anderem eine erhöhte Aktivität des Vagusnervs zu einer Verlangsamung der Herzfrequenz und einer Senkung des Blutdrucks. Diese Regulation ist entscheidend für ein gesundes Herz-Kreislauf-System.

Sie können den Vagotonus mit einfachen Übungen unterstützen, mit Summen, Gähnen und Atmen *(siehe auch Seite 118 f.)*. Eine Grundübung, die jeder problemlos durchführen kann, wurde vom Körpertherapeuten Stanley Rosenberg entwickelt. Die Anleitung finden Sie auf *Seite 46 f.*

DER VAGUSNERV UND SEINE ZWEI GESICHTER

Im Jahr 1994 entwickelte der US-Wissenschaftler und Arzt Dr. Stephen W. Porges die Polyvagaltheorie, eine Theorie, die die Evolution des autonomen Nervensystems von Säugetieren differenzierter betrachtet. Hiernach gibt es in jedem Vagusnerv zwei Anteile: einen entwicklungsgeschichtlich älteren und einen entwicklungsgeschichtlich jüngeren Teil mit jeweils eigenen Nervenkerngebieten im Gehirn.

Der ältere Teil heißt dorsaler Vagus (»dorsal« = zum Rücken, nach hinten liegend), der jüngere Teil wird als ventraler Vagus bezeichnet (»ventral« = zum Bauch, nach vorn liegend).

Der ältere, dorsale Vagus entstand in der Evolution mit den Reptilien. Mit den Säugetieren entwickelte sich dann auch das jüngere, ventrale Vagussystem.

Im Unterschied zum dorsalen Teil des Vagusnervs sind die Nervenäste des vorderen Teils von einer schützenden, sehr fetthaltigen Hülle, einer Myelinscheide, umgeben, die eine schnelle Informationsübertragung begünstigt.

Die vorderen Vagusfasern beeinflussen unter anderem die Herz- und Atemfrequenz und steuern mit den vier Hirnnerven V, VII, IX, XI auch die Muskeln im Hals und im Gesicht. Der vordere Ast ist daher mitverantwortlich für den emotionalen Gesichtsausdruck (wir zeigen Freude oder Ekel), die Stimmlage und den Sprachrhythmus. Man spricht auch vom sozialen Nervensystem.

Den Vagusnerv stärken

Mit dieser kurzen Grundübung nach Stanley Rosenberg stärken Sie den ventralen Vagus. Unter anderem dient sie der schnellen und tiefen Entspannung. Sie dauert nur 2 Minuten.

GRUNDÜBUNG

1 Sie können die Übung im Liegen, aber auch im Sitzen oder Stehen ausführen.

2 Legen Sie die verschränkten Hände auf den Hinterkopf, das Gewicht des Kopfes ruht bequem in den Händen. Sie sollten die Härte des Schädels mit den Fingern und die Knochen Ihrer Finger auf dem Hinterkopf spüren. Wenn Sie eine steife Schulter haben und nicht beide Hände zum Hinterkopf führen können, reicht auch eine Hand. Finger und Handflächen sollten dann aber quer über dem ganzen Hinterkopf liegen.

3 Nun blicken Sie nach rechts, dabei bewegen Sie nur die Augen, nicht den Kopf. Halten Sie den Blick nach rechts gerichtet. Nach kurzer Zeit – nach 30–60 Sekunden – werden Sie schlucken, gähnen oder seufzen. Das ist ein Zeichen dafür, dass sich Ihr autonomes Nervensystem entspannt.

4 Dann führen Sie die Augen wieder zur Mitte und schauen geradeaus.

5 Lassen Sie die Hände an Ort und Stelle und bewegen Sie die Augen nach links. Der Kopf bleibt ruhig. Halten Sie den Blick nach links gerichtet, bis Sie seufzen, gähnen oder schlucken müssen.

6 Richten Sie den Blick wieder nach vorn, nehmen Sie die Hände vom Hinterkopf und beenden Sie die Übung.

Wirkung

+ Die vier Hirnnerven, mit denen der vordere Vagus verbunden ist und die unser Sinnessystem durchziehen, werden in ihrer Funktion gestärkt.
+ Die Durchblutung des Hirnstamms – die Ursprungsregion beider Vagus-Äste – wird erhöht.
+ Zusätzlich verbessert sich die Beweglichkeit von Kopf und Hals sowie der gesamten Wirbelsäule.

Tipp

Reflektieren Sie nach der Übung, wie es Ihnen ergangen ist. Hat sich die Atmung verändert? Fällt Ihnen etwas anderes auf?
Sie können diese Übung immer mal wieder in Ihren Tagesablauf integrieren. Mit nur 2 Minuten erreichen Sie einen unglaublichen Effekt!

Wichtig

Wenn Ihnen beim Aufsetzen oder Aufstehen schwindelig wird, liegt das wahrscheinlich daran, dass Sie sich im Liegen entspannt haben und Ihr Blutdruck gesunken ist. Es dauert meist 1–2 Minuten, bis er sich wieder anpasst und das Gehirn besser durchblutet wird.

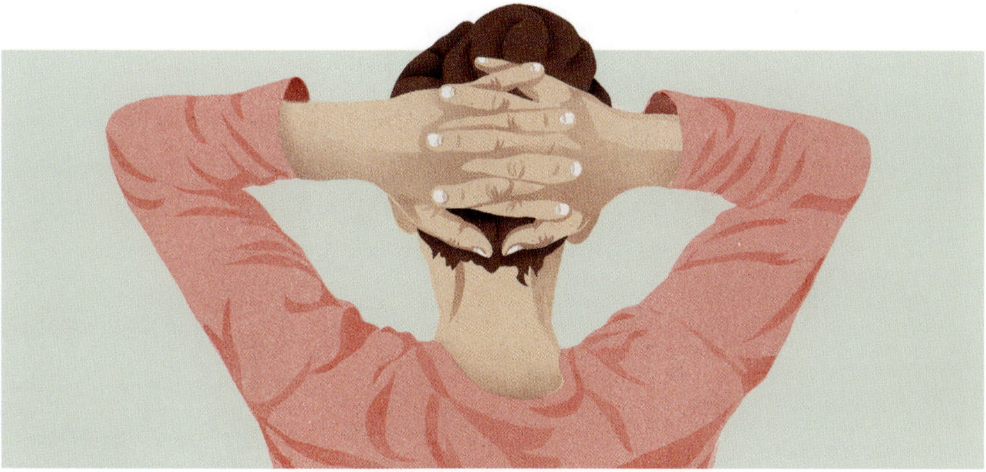

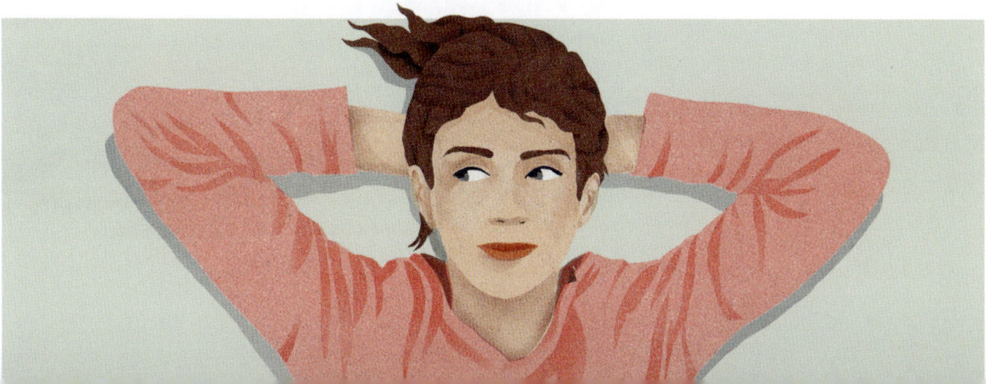

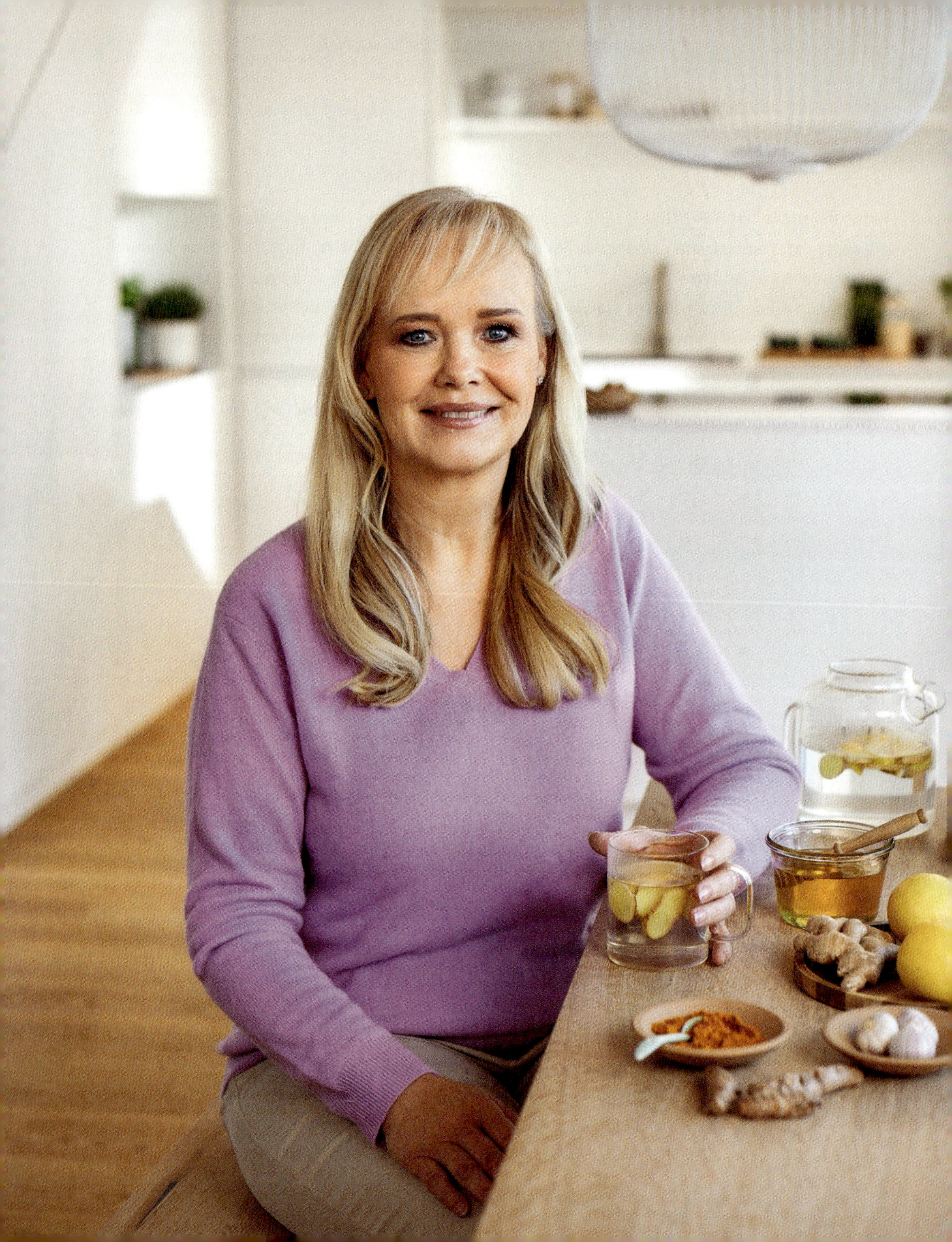

Blutdruck senken

Die Natur ist reich an Mitteln, die helfen,
den inneren Arzt zu aktivieren.

Naturheilmittel Wasser

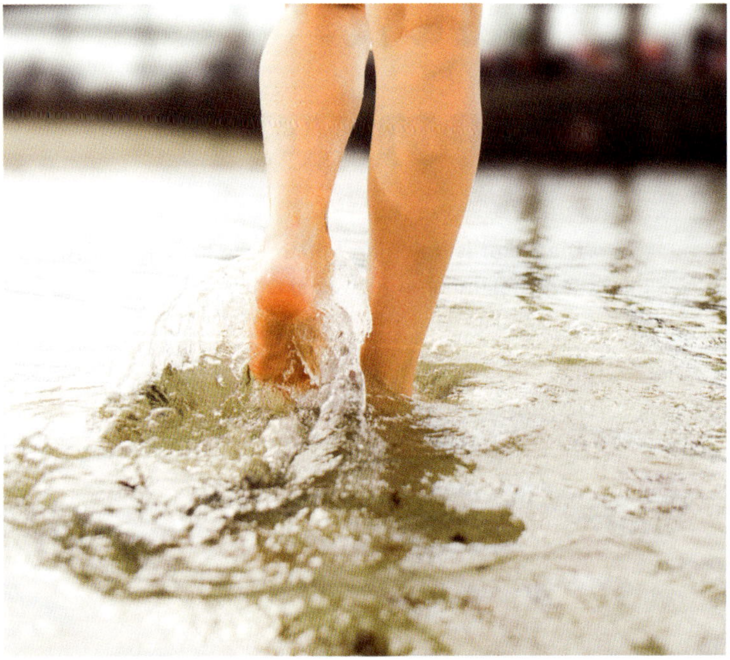

Mit diesen Worten beschreibt Sebastian Kneipp die Heilkraft des Wassers: »Ist das Wasser für den gesunden Menschen ein vorzügliches Mittel, seine Gesundheit und Kraft zu erhalten, so ist es auch in der Krankheit das erste Heilmittel; es ist das natürlichste, wohlfeilste und, wenn es recht angewendet wird, das sicherste Mittel.« Pfarrer Sebastian Kneipp (1821–1897) gilt als Begründer der modernen Hydrotherapie. Der therapeutische Einsatz von Wasser ist allerdings keine Erfindung der Neuzeit. Wassertherapien gehören zu den ältesten medizinischen Anwendungen. So zeugen steinzeitliche Schwitzhütten davon, dass man Wasserdampf zur Reinigung, Heilung und für rituelle Zwecke einsetzte. Bis heute sind Schwitzhütten bei indigenen Völkern im nördlichen Polargebiet und Südamerika weit verbreitet. Aus dem alten Ägypten ist die »Magische Wasserkur« überliefert, die von Priesterärzten im Tempel von Dendera zelebriert und weithin berühmt wurde. Sie inspirierte wiederum griechische Ärzte, die diese Therapieform weiterentwickelten.

Hippokrates (460–370 v. Chr.) nutzte Waschungen, Bäder, Wickel und auch Trinkkuren ganz gezielt bei unterschiedlichen Erkrankungen und stellte die verschiedenen Anwendungen des Wassers erstmals auf wissenschaftliche Füße.

Auch die Nutzung von Heilquellen ist seit Jahrtausenden belegt und Trinkkuren gehören bis heute zum Portfolio vieler Kureinrichtungen.

KULTURERBE KNEIPPKUR

Pfarrer Sebastian Kneipp, ein medizinischer Laie, entwickelte ein naturheilkundliches Behandlungskonzept, in dessen Mittelpunkt die Hydrotherapie mit ganz unterschiedlichen Anwendungen steht. Sie sind bis heute ein fester Bestandteil bei der Behandlung unterschiedlicher Erkrankungen in Kliniken der integrativen Medizin sowie in Rehaeinrichtungen. Die Kneippkur wurde 2015 sogar von der UNESCO-Kommission zum immateriellen Kulturerbe erklärt.

Viele dieser Kneipp'schen Güsse, Wickel und Bäder sind hervorragend zur Vorbeugung und (Mit-)Behandlung von Bluthochdruck geeignet, wie etliche Studien eindrucksvoll belegen.[10] Und sie sind ganz einfach auch zu Hause anzuwenden.

Reize setzen – Wirkung erzielen

Entscheidend bei der Hydrotherapie ist die Temperatur des Wassers. Unterschiedliche Temperaturen – kalt, temperiert, warm oder wechselwarm – üben über die Haut einen Reiz auf den Körper aus, der zu einer Reaktion führt.
Wie funktioniert das? Die Wärmeregulation ist eine lebenswichtige Funktion des Körpers. Deshalb sind in der Haut Temperaturfühler, sogenannte Thermorezeptoren, verteilt, die Unterschiede schnell wahrnehmen, um die Körperkerntemperatur von 37 °C zu erhalten. Die größte Dichte dieser Rezeptoren befindet sich im Gesicht, die geringste an den unteren Extremitäten. Zusätzliche Thermorezeptoren zur Erfassung der Körperkerntemperatur finden sich im Körperinneren, zum Beispiel in der hinteren Bauchhöhle, der Muskulatur, aber auch im Rückenmark und in verschiedenen Hirnregionen.
Beim Überschreiten bestimmter Schwellenwerte gibt das Zwischenhirn (Hypothalamus) Anweisungen, wie der Körper reagieren soll. Je nach Temperaturreiz heißt das: Veränderungen der Hautdurchblutung, Kältezittern oder Schweißabsonderung. Diese komplexe Verschaltung der Thermorezeptoren zieht auch Reaktionen im Körperinneren nach sich, die das vegetative, muskuläre und selbst das hormonelle System betreffen. So bewirken kurzfristige Kältereize zunächst, dass sich die Blutgefäße verengen und sich das Blut in den Körperkern zurückzieht. Nach kurzer Zeit kommt dann die Gegenreaktion: Die kalten Körperregionen werden besonders stark durchblutet, was zu einer lang anhaltenden Weitstellung der Gefäße führt.
Die Kälte- oder Wärmereize wirken sich so nicht nur lokal aus, sondern erzielen eine Wirkung auf den gesamten Organismus. Über sogenannte Reflexbögen werden auch innere Organe angesprochen, die vom eigentlichen Behandlungsareal (Bauch, Rücken, Kopf) entfernt sind. Zudem hat der Wasserdruck bei manchen Anwendungen wie Bädern einen Einfluss auf die Wirkung, aber auch Badezusätze (Kräuter, Salz, Öl).
Die Reize werden nach ihrer Stärke unterschieden: Es gibt milde Reize wie Teilgüsse oder Teilbäder. Zu den mittelstarken Reizen gehören Güsse, Halbbäder oder das Saunie-

Info

Allgemein kann man sagen: Wasseranwendungen an der oberen Körperhälfte wirken aktivierend, belebend sowie konzentrationsfördernd. Anwendungen an der unteren Körperhälfte haben eine beruhigende, ausgleichende, entspannende Wirkung.

ren. Starke Reize werden unter anderem durch Vollbäder oder wechselwarme Bäder ausgeübt. Bei kleinen Kindern und älteren Menschen werden vorrangig milde Reize eingesetzt. Gerade bei Kaltanwendungen wird dann eher temperiertes Wasser bevorzugt. Wird alles richtig gemacht, stabilisieren sich bei regelmäßigen hydrotherapeutischen Anwendungen die Grundfunktionen wie Atmung, Kreislauf, Wärmehaushalt, Stoffwechsel. Ebenso profitieren das Immun-, Hormon- und Nervensystem. Nicht zu unterschätzen ist die seelische Wirkung von Wasser: Es beruhigt und entspannt.

Die Temperaturen für Bäder und Teilbäder:

- *kalt 0–18 °C*
- *temperiert 19–22 °C*
- *kühl 23–32 °C*
- *warm 36–38 °C*
- *heiß 39–41 °C*

TEMPERATURREIZE REGULIEREN STRESSHORMONE

Temperaturreize wirken auch auf die übergeordneten vegetativen und hormonellen Steuerzentren im Hypothalamus und der Hypophyse. Daher kann regelmäßiges Wassertraining die Ausschüttung von Stresshormonen verringern. Diese aktivieren nämlich den Sympathikus, indem sie an spezielle Rezeptoren in den Gefäßwänden andocken, wodurch sie eine Verengung der Gefäße auslösen, was den Blutdruck ansteigen lässt.

Bei Kaltreizen werden die Gefäße zunächst ebenfalls eng gestellt. Doch dann tritt umgehend das Wärmeregulationssystem des Körpers auf den Plan und gibt das Signal, die Durchblutung an der unterkühlten Stelle zu steigern, um wieder auf »Betriebstemperatur« zu kommen! Die Gefäße erweitern sich, der Blutdruck sinkt. Gleichzeitig werden weniger Stresshormone freigesetzt und die speziellen Rezeptoren in den Gefäßen sind weniger aktiv.

Durch regelmäßige hydrotherapeutische Anwendungen werden diese Stressrezeptoren zudem trainiert, weniger empfindlich zu sein.

10 Regeln für die Wassertherapie

Bei der Wassertherapie steht das Wechselspiel von Wärme und Kälte im Mittelpunkt. Ganz ohne Regeln geht es dabei nicht. Das Grundprinzip lautet: so warm oder heiß und lange wie nötig, so kühl oder kalt wie möglich. Wichtig: Sie sollten dabei nicht frieren.

1. *Kneippanwendungen in gut temperierten Räumen ausführen, Zugluft vermeiden.*
2. *Für kalte Anwendungen sollte der Körper warm sein.*
3. *Kalte Anwendungen dauern immer nur wenige Sekunden.*
4. *Nach Kaltanwendung das Wasser nur mit den Händen abstreifen. Lediglich das Gesicht, die Hände sowie stark behaarte Körperteile abtrocknen und für schnelle Wiedererwärmung sorgen: durch Bewegung, Wollsocken, warme Kleidung oder bei intensiveren Anwendungen Bettruhe.*
5. *Nach Warmanwendungen abtrocknen und anziehen oder ab ins Bett.*
6. *Eine Stunde vor und nach den Mahlzeiten besser keine Wasseranwendung vornehmen.*
7. *Zwischen zwei Anwendungen eine Pause von 2–4 Stunden einhalten.*
8. *Nur die Körperteile entkleiden, die behandelt werden.*
9. *Güsse und Waschungen stets herzfern beginnen, also auf der rechten Körperseite, dabei von außen nach innen und von unten nach oben vorgehen. Konzentrieren Sie sich ganz auf die Anwendung. Kneipp soll das so erklärt haben: »Beim Guss halt's Maul, sonst ist die Wirkung faul.«*
10. *Bei kleinen Kindern und alten Menschen (stärkere Kälteempfindlichkeit!) besonders vorsichtig handeln.*

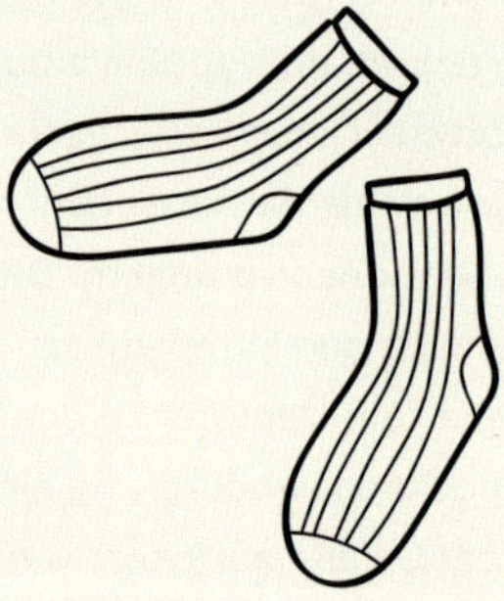

Stress ist einer der wichtigsten Treiber für Bluthochdruck. Er versetzt das sympathische Nervensystem in einen Dauererregungszustand, was immer mit einer Erhöhung des Blutdrucks einhergeht. Der Gegenspieler, der Parasympathikus, kommt kaum zum Zug. Mit Wasseranwendungen á la Kneipp können Sie daran tatsächlich viel ändern.

Wasser marsch – Blutdruck runter

Eine große japanische Studie[11] beobachtete fast 20 Jahre lang 30 076 gesunde Teilnehmer im Alter zwischen 40 und 59 Jahren. Die Studie kommt zu dem Ergebnis, dass häufiges Baden in warmem Wasser (die Japaner lieben es sehr warm, 39–41 °C), nicht nur das Risiko für die Entwicklung eines Bluthochdrucks verringert, sondern auch für damit einhergehende Herz-Kreislauf-Erkrankungen. Die Hitzeeinwirkung löst unterschiedliche Prozesse aus, unter anderem wird die Produktion von Stickstoffmonoxid erhöht, was zur Weitung und Entspannung der Gefäße führt *(siehe Seite 26)*. In Abhängigkeit von der Temperatur kann auch ein Vollbad den Blutdruck stark senken.

DAS ENTSPANNENDE VOLLBAD

Das Vollbad hat einen besonders schnellen Effekt auf den Blutdruck und kann den oberen Wert (Systole) um bis zu 30 mmHg sowie den unteren Wert (Diastole) etwa um 12 mmHg für mehrere Stunden senken.
Wer unter einer Herzerkrankung leidet, sollte nur Halbbäder (Wasser reicht bis zum Bauchnabel) nehmen, um durch den Wasserdruck das Herz nicht zu belasten.
Baden Sie bei einer Temperatur von 38–39 °C, 15 bis maximal 20 Minuten lang.
Um die Wirkung des Vollbades zu erhöhen, können Sie entspannende Zusätze von Lavendel oder Melisse dazugeben.

Tipp

Sie haben keine Badewanne? Auch eine ausgiebige warme Dusche tut Ihrem Blutdruck gut. Die Wärme beeinflusst direkt die Weitstellung der Gefäße und senkt reflektorisch die Aktivität unseres Stressnervs, sodass es auch auf der psychischen Ebene zu einer Entspannung kommt.

DAS WARME FUSSBAD

Ein ganz normales Fußbad gehört zu den einfachsten Anwendungen und tut immer gut. Es wirkt nicht nur durchblutungsfördernd, sondern beruhigt und lässt uns besser schlafen. Nehmen Sie sich daher ruhig vor dem Schlafengehen etwas Zeit für ein warmes Fußbad.

So geht's:

Füllen Sie eine hohe Schüssel oder einen Eimer mit warmem Wasser. Stellen Sie Ihre Beine hinein, das Wasser sollte bis zur Wadenmitte reichen. Bewegen Sie die Füße leicht hin und her.
Schließen Sie das Fußbad mit einem kurzen kalten Guss oder einer kalten Waschung ab. Danach abtrocknen und warme Socken anziehen.
Temperatur: 36–38 °C
Dauer: 10–20 Minuten
Wichtig: Bei Krampfadern sollte das Wasser nur bis zu den Knöcheln reichen und die Temperatur 36 °C nicht übersteigen.

DAS ANSTEIGENDE FUSSBAD

Warm – wärmer – noch wärmer: Das ist das Funktionsprinzip temperaturansteigender Bäder. Um das zu erreichen, gießt man im Verlauf der Badezeit heißes Wasser nach. Diese Bäder haben eine intensiv durchwärmende, durchblutungsfördernde und trotzdem blutdrucksenkende Wirkung.
Mit dem ansteigenden Fußbad können Sie auch einer beginnenden Erkältung begegnen, da es bewirkt, dass die Schleimhäute im Nasen-Rachen-Raum stärker durchblutet werden.

So geht's:

Füllen Sie eine hohe Schüssel oder einen Eimer mit warmem Wasser und stellen Sie die Füße hinein. Gießen Sie ganz allmählich (alle 2 Minuten) heißes Wasser zu, sodass es am Schluss bis zur Wadenmitte reicht. Ist die Endtemperatur erreicht, lassen Sie die Füße noch einige Minuten im Wasser.
Danach abtrocknen, warme Socken anziehen und mindestens 15 Minuten zugedeckt nachruhen.
Temperatur: Mit 35 °C beginnen, nach und nach heißes Wasser zugießen, bis die Temperatur 39–41 °C beträgt
Dauer: 12–15 Minuten
Wichtig: Bei Krampfadern sollte das Wasser nur bis zu den Knöcheln reichen. Insgesamt nur 1 Liter heißes Wasser zugießen (zwischendurch immer wieder abschöpfen) und die Füße am Ende kalt abspülen.

DAS ANSTEIGENDE ARMBAD

Die Wärme des temperaturansteigenden Armbads wirkt ebenso durchwärmend und blutdrucksenkend. Zusätzlich hat es eine krampflösende Wirkung auf die Herzgefäße.

So geht's:

Sie benötigen eine große Schüssel oder Ihr Waschbecken ist tief genug, damit Sie Ihre Arme bis zur Mitte der Oberarme ins Wasser eintauchen können. Der Oberkörper ist mit einem T-Shirt bekleidet, die Arme sind frei. Füllen Sie eine Schüssel oder das Waschbecken mit warmem Wasser. Setzen Sie sich be-

quem hin und tauchen Sie die Arme in das Wasser ein. Nun gießen Sie immer wieder je nach Verträglichkeit kleine Mengen heißes Wasser zu (bei Angina pectoris etwas zurückhaltender mit der Temperatur sein). Am Ende die Arme einige Minuten im sehr warmen Wasser belassen, dann abtrocknen, anziehen und ein paar Minuten ruhen.
Temperatur: Mit 35 °C beginnen, nach und nach heißes Wasser zugießen, bis die Temperatur 39–41 °C beträgt
Dauer: 12–15 Minuten

DAS WECHSELFUSSBAD

Zugegeben, es kostet etwas Überwindung, kaltes Wasser an sich ranzulassen. Daher empfehle ich Wechselbäder. Sie sind ein sanfter Einstieg in diese Art des Gefäßtrainings und helfen dabei, allmählich mehr Kaltreize in Ihr persönliches Gesundheitsprogramm zu integrieren.
Das Wechselfußbad ist allem voran gut geeignet bei Blutdruckschwankungen. Es wirkt außerdem durchblutungsfördernd und vegetativ stabilisierend.

So geht's:

Sie brauchen zwei hohe Schüsseln oder Eimer. Füllen Sie eines der Gefäße mit warmem Wasser und das zweite mit kaltem Wasser – das Wasser sollte jeweils bis zur Wadenmitte reichen (bei Krampfadern warmes Wasser nur bis Knöchelhöhe). Alternativ stellen Sie eine hohe Fußbadeschüssel in die Wanne und nutzen für die Kaltanwendung den Duschschlauch (dafür den Duschkopf abdrehen).
Stellen Sie die Füße in das warme Wasser und wechseln Sie nach ein paar Minuten für einige Sekunden in das kalte Wasser. Dies wiederholen Sie noch einmal.
Dann das Wasser abstreifen, Socken anziehen und die Füße bewegen, bis sie wieder warm sind.
Temperatur und Dauer: Das warme Wasser maximal 36–38 °C und jeweils 5 Minuten; das kalte Wasser maximal 15 °C und jeweils 5–15 Sekunden

DAS WECHSELARMBAD

Auch das Wechselarmbad ist gut bei Blutdruckschwankungen, wirkt durchblutungsfördernd und vegetativ stabilisierend.
Sie benötigen dafür zwei größere Gefäße, in die Sie die Arme bis zur Mitte der Oberarme eintauchen können.
Füllen Sie die Gefäße mit warmem beziehungsweise mit kaltem Wasser. Legen Sie die Arme in das warme Wasser und bewegen Sie sie leicht. Nach ein paar Minuten wechseln Sie zum kalten Wasser. Hier können die Arme bis zu 30 Sekunden verbleiben, sie reagieren nicht so empfindlich auf Kälte wie die Füße. Das Ganze einmal wiederholen.

Temperatur und Dauer: Das warme Wasser maximal 36–38 °C und jeweils 5 Minuten; das kalte Wasser maximal 15 °C und jeweils 30 Sekunden
Wichtig: Das Wechselarmbad nicht bei instabiler Angina pectoris anwenden!

Kneipp'sche Güsse machen dem Blutdruck Beine

Die Güsse sind sozusagen die Innovation, die Kneipp in die Hydrotherapie eingebracht hat. Sie sind seine Erfindung und ein besonders wirksamer Bestandteil der Wassertherapie. An Ort und Stelle regt der Kältereiz die Durchblutung sehr intensiv an. Damit sind Güsse ein sehr einfaches Mittel, die gesamte Regulation des Wärmehaushaltes anzuregen. Über die Haut wirken sie außerdem positiv auf den Kreislauf, das Nervensystem, den Stoffwechsel, die Verdauung sowie das Immunsystem.

NACHWEISLICH WIRKSAM

Wie effektiv diese Güsse auf den Blutdruck wirken, konnte in einer Studie nachgewiesen werden.[12] Patientinnen und Patienten mit leichtem bis mittelgradigem Bluthochdruck sowie an einer Herzerkrankung Erkrankte, bekamen im Rahmen dieser Studie während einer ganz normalen drei- bis vierwöchigen Rehabehandlung zusätzlich bis zu zwölf Kneippanwendungen in Form von kalten oder wechselwarmen Arm-, Knie- und Schenkelgüssen. Dazu kam abendliches Wassertreten. Eine Kontrollgruppe absolvierte das Standard-Rehaprogramm ohne zusätzliche Kneipp'sche Anwendungen.
Das Ergebnis: Bei beiden Gruppen sank der Blutdruck während des Aufenthalts in der Klinik. Die »Wassergruppe« war jedoch in allen Werten überlegen, sowohl bei der 24-Stunden-Blutdruckmessung als auch bei einzelnen Messungen am Tag und vor allem in der Nacht.
Gegen Ende der Reha zeigte die Gruppe mit Wasseranwendungen beim Belastungstest nicht nur einen geringeren Blutdruckanstieg als die Kontrollgruppe, sondern sie war auch leistungsfähiger. Und nur bei Patienten der Kneipp-Gruppe konnten Medikamente reduziert werden. Was für ein tolles Ergebnis!
Diese Anwendungen sind nicht nur bei schon bestehendem Bluthochdruck eine sinnvolle Therapieergänzung, sondern wirken auch präventiv dem Entstehen eines Bluthochdrucks entgegen.
Alle Güsse können Sie – unter Beachtung der Regeln für kalte Anwendungen – problemlos und ohne großen Zeitaufwand auch zu Hause durchführen. Alles, was Sie brauchen, ist ein Duschschlauch, idealerweise ein sogenanntes Kneipp'sches Gießrohr, und natürlich Wasser.

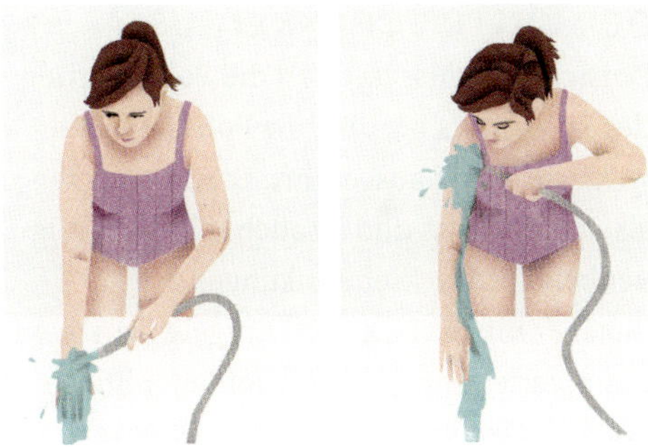

Der kalte Armguss

DER KALTE KNIEGUSS

Der kalte Knieguss wirkt nicht nur blutdrucksenkend, sondern auch schlaffördernd, wenn man ihn vor dem Schlafengehen macht. Er verteilt das Blut von oben nach unten und hat dadurch auf das Nervensystem, besonders das Schlafzentrum, eine ausgleichende, beruhigende Wirkung.

DER KALTE ARMGUSS

Der kalte Armguss regt die Durchblutung in den Armen an und hat zusätzlich eine reflektorische »Fernwirkung« auf die Durchblutung des Herzmuskels. Er wirkt belebend auf den Kreislauf und das Nervensystem, und durch eine typischerweise einsetzende tiefe Atmung beruhigt er gleichzeitig das Herz.

So geht's:

Führen Sie den Strahl von der rechten Kleinfingerseite über den Handrücken langsam aufwärts über den Arm bis zur Schulter. Lassen Sie das Wasser ca. 10 Sekunden über den Arm fließen. Danach geht's wieder abwärts bis zum Daumen. Dafür führen Sie den Wasserstrahl an der Innenseite des Armes bis zum Handteller nach unten. Das wiederholen Sie am linken Arm.

EIN GIESSROHR FÜR DEN PERFEKTEN STRAHL

Der perfekte Wasserstrahl für Güsse ist gebündelt, beinahe drucklos und gleichmäßig fließend. So erreicht man, dass das begossene Körperteil wie von einem Wassermantel umspült wird. Idealerweise erreicht man das mit einem Kneipp'schen Gießrohr, das Sie an den Schlauch anschließen. Durch einen Zwischenaufsatz, eine sogenannte Schnellkupplung, kann man zwischen Gießrohr und normalem Duschkopf rasch wechseln. Eine Anschaffung, die sich wirklich lohnt.

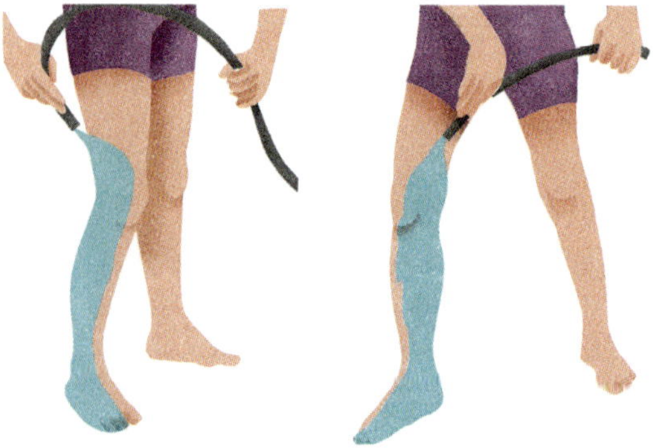

Der kalte Knieguss

So geht's:

Führen Sie den Wasserstrahl vom rechten kleinen Zeh an der Außenseite des Beins langsam nach oben bis eine Handbreit über das Knie. Dort verharren Sie 5–10 Sekunden und lassen dabei das Wasser über die Beinmitte nach unten laufen.

Dann führen Sie den Strahl an der Innenseite des Beines nach unten und bewegen ihn einige Male von oben nach unten, hin und her. Das wiederholen Sie am linken Bein.

Zum Schluss umspülen Sie beide Fußsohlen, auch hier zuerst den rechten Fuß, anschließend den linken Fuß.

Danach nicht abtrocknen, sondern das Wasser nur abstreifen und anziehen oder durch Bewegung dafür sorgen, dass Sie wieder warm werden.

DER KALTE SCHENKELGUSS

Der Schenkelguss ist quasi die Verlängerung des Kniegusses bis über die Pobacken und wird wie dieser ausgeführt. Er wirkt stärker als der Knieguss und ist auch sehr gut geeignet bei Blutdruckschwankungen.

Darüber hinaus ist er bei Hüftgelenkarthrose, Krampfadern und Hämorrhoiden hilfreich.

Wichtig: Den kalten Knie- und Schenkelguss nicht anwenden bei Menstruation, Ischialgie, Nieren- und Blasenleiden sowie bei Neigung zu niedrigem Blutdruck.

TOP-GEFÄSSTRAINING MIT WECHSELGÜSSEN

Sowohl der Knie- als auch der Schenkelguss können zudem als Wechselgüsse ausgeführt werden. So sind sie perfekt für ein langfristiges Gefäßtraining.

So geht's:

Das Vorgehen ist beim Knie- und beim Schenkelguss das gleiche.

Die Abfolge entspricht der, die beim kalten Knieguss beschrieben wurde. Sie beginnen jedoch mit warmem Wasser (36–38 °C), bis beide Beine gut durchwärmt sind. Danach führen Sie den kalten Knie- beziehungsweise Schenkelguss durch. Die warme und kalte Anwendung noch einmal wiederholen und mit dem kalten Guss enden. Danach das Wasser abstreifen und warm anziehen.

SIMPEL UND WIRKSAM: WASSERTRETEN

Einfacher geht's nicht, als nach »Storchenart« durchs Wasser zu laufen. Das Wassertreten zählt mit zu den bekanntesten Verordnungen von Pfarrer Kneipp. Durch das Anheben der Füße aus dem Wasser und den damit verbundenen Wechsel von kalt und warm werden die Durchblutung gefördert und der Blutdruck reguliert.
Zum Wassertreten brauchen Sie nicht unbedingt die speziellen Tretbecken der Kurbäder. Sie können es auch in kleinen Bächen, im nahe gelegenen See, zu Hause in der Badewanne oder einer großen Schüssel, in der beide Füße Platz haben, praktizieren.

So geht's:

Die Badewanne (Eimer/Schüssel) zu drei Vierteln der Wadenhöhe mit kaltem Wasser füllen und dann wie ein Storch 30–60 Sekunden lang im Wasser stapfen.
Das heißt, Sie bewegen sich auf der Stelle und heben bei jedem Schritt die Beine abwechselnd über den Wasserspiegel. Die Zehenspitzen zeigen nach unten.
Anschließend nicht abtrocknen, sondern das Wasser mit den Händen abstreifen und warme Socken anziehen.
Wichtig: Nicht bei Nieren- und Blasenleiden, Menstruation, Ischialgie und fortgeschrittener arterieller Durchblutungsstörung (Raucherbein) anwenden. Tritt ein schneidender, krampfartiger Schmerz ein, sofort aufhören.

Tipp

Das Wassertreten ist morgens ein guter Muntermacher, wenn Sie sich danach bewegen. Abends ist es eine sehr gute Einschlafhilfe, wenn Sie danach gleich ins Bett gehen.

DER KALTE GESICHTSGUSS

Auch wenn der kalte Gesichtsguss nicht Teil des oben erwähnten Studienprogramms war, so möchte ich Ihnen diesen Schönheitsguss ans Herz legen. Er wirkt erfrischend, hautstraffend, konzentrationsfördernd sowie herzberuhigend. Sie können ihn gern auch mehrmals täglich anwenden.

So geht's:

Legen Sie ein Handtuch um den Hals und beugen Sie sich über die Dusch- oder Badewanne. Beginnen Sie an der rechten Schläfe und führen Sie den kühlen, aber nicht zu kalten Wasserstrahl über die Stirn zur linken Schläfe und wieder über die Stirn zurück nach rechts. Nun begießen Sie die rechte Gesichtshälfte mit drei senkrechten Strichen, dazu fahren Sie mit dem Wasserstrahl senkrecht auf und ab. Dann genauso die linke Gesichtshälfte begießen.

Kleine Reize, große Wirkung: mein Kneipp-Wochenprogramm

Die tägliche Dosis an kleinen Reizen ist das Geheimnis der großen Wirkung. Hier ein Vorschlag, wie Sie das in Ihrem Alltag umsetzen können.

EIN PAAR MINUTEN FÜR IHRE GESUNDHEIT

Einmal ist keinmal. Das gilt ganz besonders für den Effekt von hydrotherapeutischen Anwendungen. Der tritt nämlich nur ein, wenn man sie regelmäßig macht. Idealerweise sollten einige dieser Anwendungen zu Ihrem täglichen Gesundheitsprogramm gehören – sie dauern nur wenige Minuten. Verschaffen Sie Ihrem Körper täglich kleine Reize und Sie profitieren lebenslang von ihrer großen Wirkung. In der Tabelle habe ich für Sie ein beispielhaftes Wochenprogramm entworfen. Sie können es nach Ihren eigenen Vorstellungen und Ihren persönlichen Bedürfnissen variieren.

MEIN KNEIPP-WOCHENPROGRAMM

WOCHENTAG	MORGENS/VORMITTAGS	NACHMITTAGS/ABENDS
Montag	kalter Armguss	kalter Knieguss
Dienstag	kalter Gesichtsguss	Wassertreten
Mittwoch	kalter Schenkelguss	Wechselfußbad
Donnerstag	kalter Gesichtsguss	Wechselschenkelguss
Freitag	kalter Armguss	Vollbad
Samstag	kalter Schenkelguss	Wechselknieguss

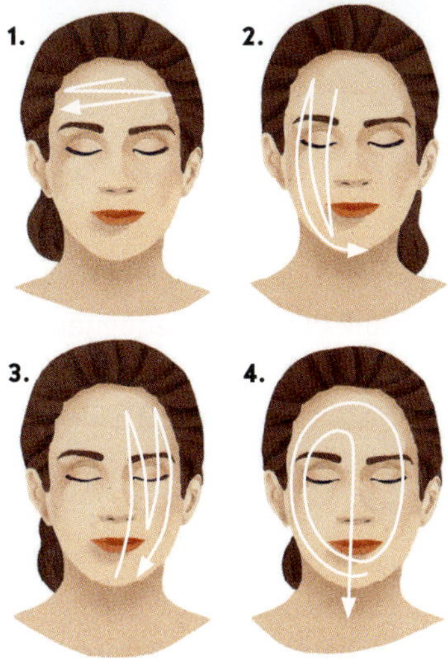

Der kalte Gesichtsguss

Zum Abschluss umkreisen Sie das Gesicht dreimal mit dem Wasserstrahl. Dabei konzentrieren Sie sich auf die Atmung: Nicht die Luft anhalten, sondern durch den Mund ein- und ausatmen, dazu den Guss eventuell kurz unterbrechen. Nach dem Guss das Gesicht leicht abtupfen.
Wichtig: nicht geeignet bei Augenleiden (grauer und grüner Star), akuten Erkrankungen der Stirn- oder Nasennebenhöhlen oder bei Nervenentzündungen des Gesichtes (z. B. Trigeminus-Neuralgie).

Ab in die Sauna

Nirgendwo auf der Welt gibt es so viele Saunen wie in Finnland, gefolgt von Estland, aber dann kommt schon – man höre und staune – Deutschland. Unschlagbar sind die Finnen, was die Häufigkeit der Saunabesuche angeht. Sie saunieren in der Regel täglich. Die beiden Rohstoffe für's Saunieren – Wasser und Holz – gibt es in Finnland en masse, sodass

EXPORTSCHLAGER SCHWITZHÜTTE

Begonnen hat alles in der Steinzeit mit Schwitzhütten, die auch heute noch auf der ganzen Welt verbreitet sind. Das Prinzip: Wärme und Wasserdampf. Die ostasiatischen Völker brachten sie über die Beringstraße, die damals noch eine Landbrücke war, nach Nordamerika. Von dort breitete sich das Schwitzbad bis nach Südamerika aus. Das Wärmeluftbad wurde aber auch in westliche Richtung exportiert und weiterentwickelt. Die russische Banja, der türkische Hamam oder die finnische Sauna zeugen davon.
Die Wärme kommt heute oft aus der Steckdose und das Wasser aus Leitungen, aber am Grundprinzip hat sich (fast) nichts verändert.

sich jeder dieses Vergnügen leisten kann. Nicht umsonst heißt es bei den Finnen: »Die Sauna ist die Apotheke des armen Mannes.« Sie ist aber noch viel mehr, denn sie verhindert auch viele Krankheiten, unter anderem Herzinfarkt und Schlaganfall, wie große Studien bestätigen.[13] So senkt regelmäßiges Saunieren langfristig den Blutdruck, trainiert die Gefäße, wirkt entspannend auf das vegetative Nervensystem, hat positiven Einfluss auf den Fettstoffwechsel und stärkt das Immunsystem sowie die Lungenfunktion.

DAS PASSIERT IN DER SAUNA

Wenn wir in der heißen Sauna sitzen, steigt die Hauttemperatur um bis zu 10 °C. Das bewirkt auch eine Erhöhung der Körpertemperatur um bis zu 2 °C, was in etwa einem mittelhohen Fieber entspricht. Unsere körpereigene Thermoregulation ist aber auf 37,4 °C Kerntemperatur programmiert. Also steuert der Körper dagegen, indem wir schwitzen – er aktiviert die körpereigene Kühlung.
Nach Verlassen der Sauna folgt die schlagartige Abkühlung in Form von frischer Luft und kaltem Wasser. Die Thermoregulation muss verhindern, dass die Körpertemperatur zu sehr absinkt, und kurbelt die Durchblutung an. Wir erinnern uns: Mit dem Blut werden nicht nur Sauerstoff und Nährstoffe transportiert, sondern mit ihm gelangt auch Wärme aus dem Körperinneren an die Oberfläche der Haut. Sauniert man regelmäßig, hat dies lang anhaltende gesundheitliche Effekte.

SO WIRKT SAUNA AUF DAS HERZ-KREISLAUF-SYSTEM

In der Sauna steigt der Puls deutlich an, normalerweise aber nicht über 120 Schläge pro Minute. Trotzdem erhöht sich der Blutdruck nicht, da sich unter dem Wärmeeinfluss die Gefäße erweitern, was normalerweise eine starke Blutdrucksenkung nach sich ziehen würde. Der schnellere Puls wirkt dem entgegen. So heben sich diese beiden gegensätzlichen Einflüsse auf.
Insgesamt ist die Belastung fürs Herz relativ gering und entspricht in etwa einem flotten Treppensteigen. Wer als Herzkranker diese Belastung auf dem Fahrradergometer schafft, kann – wenn keine Gegenanzeigen wie schwere Rhythmusstörungen vorliegen – in die Sauna gehen. Auch nach einem Herzinfarkt kann man (nach 3–6 Monaten) bei ausreichender Leistungsfähigkeit wieder saunieren. Immer natürlich in Rücksprache mit dem Arzt.
Regelmäßige Saunabesuche sind ein tolles Gefäßtraining und daher auch empfehlenswert bei Frühstadien der arteriellen Verschlusskrankheit. Nach einigen Monaten sinken Ruhepuls und Atemfrequenz, aber auch ein hoher Blutdruck sinkt um 10–15 mmHg.
In den meisten Städten gibt es öffentliche Saunen und auch viele Schwimmbäder ha-

ben einen Saunabereich. Informieren Sie sich, probieren Sie aus, finden Sie Ihre Lieblingssauna. Schon mit ein bis zwei Saunabesuchen pro Woche halten Sie Ihren Körper fit und senken auch den Blutdruck.

TIPPS FÜR DEN SAUNABESUCH

Planen Sie etwa 2 Stunden für den Saunabesuch ein, vermeiden Sie jeden Zeitdruck und gehen Sie weder hungrig noch mit vollem Magen in die Sauna.

Vorbereitung

Duschen Sie vor dem ersten Saunagang – das ist nicht nur aus hygienischen Gründen wichtig, sondern befreit die Haut auch von Fett und Kosmetika, die das Schwitzen behindern. Danach gut abtrocknen und für optimales Schwitzen noch ein warmes Fußbad nehmen.

Saunagang

In der finnischen Sauna beträgt die Temperatur 80–100 °C. Oben ist die Hitze am höchsten. Wenn Sie das mögen, setzen oder legen Sie sich auf die obere Bank. Wer nicht ganz so viel Hitze verträgt, macht es sich auf der mittleren Ebene bequem. Für Anfänger und Kinder ist die untere Bank ein guter Einstieg. Das subjektive Wohlbefinden entscheidet, wie lange Sie in der Sauna bleiben. Pro Saunagang sind zwischen 8 und 15 Minuten ausreichend. Empfehlenswert sind drei Saunagänge.

Abkühlung

Zwischen den Saunagängen kühlen Sie sich ab, und zwar in Phasen. Gehen Sie erst eine Weile an der frischen Luft hin und her, damit sich die Atemwege abkühlen können. Dann können Sie mit kaltem Wasser loslegen: Bei kalten Güssen immer herzfern beginnen. Also rechtes Bein von unten nach oben und von außen nach innen, dann linkes Bein usw.
Wenn Sie mögen, steigen Sie ins Tauchbecken, dafür aber vorher duschen!

Ruhephase

Packen Sie sich warm ein (achten Sie auf warme Füße) und legen Sie sich auf eine Liege. Die Ruhe zwischen den Saunagängen tut gut und sorgt für Entspannung.

Abschluss

Nach dem letzten Saunagang tut ein warmes Fußbad gut, es verhindert starkes Nachschwitzen. Trinken Sie viel, um den Flüssigkeitsverlust durch das Schwitzen auszugleichen.

Info

Wichtig: Bei Bluthochdruck bitte nicht ins Tauchbecken gehen, da diese extreme Abkühlung zum rasanten Blutdruckanstieg führt.

Es ist angerichtet

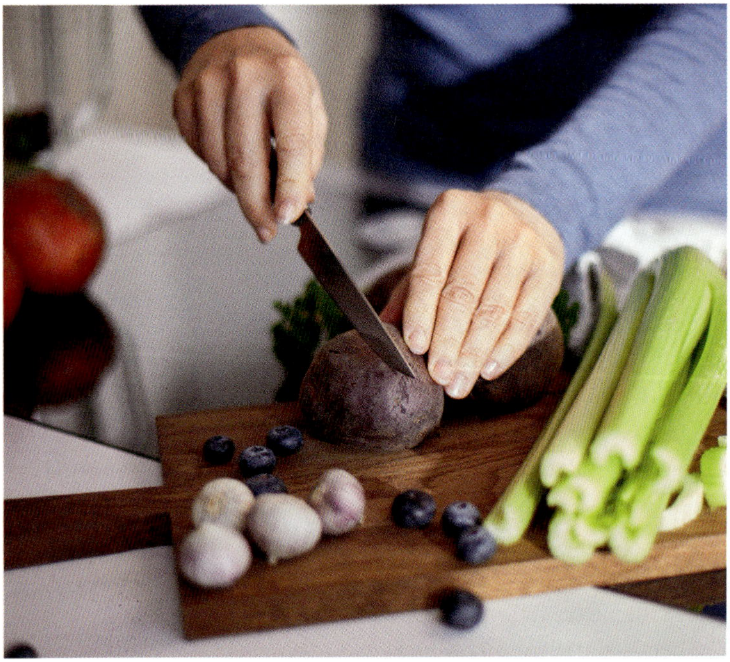

Zu Tisch, bitte! Hier gehen Gesundheit und Genuss Hand in Hand. Die Tafel ist gedeckt mit Gerichten, die vorrangig antientzündlich wirken, und einigen, die direkt den Blutdruck senken. Für alle Geschmäcker ist etwas dabei. Es geht bunt zu und getränkemäßig hoch her. Ich verspreche Ihnen: Die Medizin vom Teller, aus dem

Glas oder der Tasse wird Ihnen schmecken, dabei die Gefäße stärken und hat garantiert keine Nebenwirkungen.

Antientzündlich ernähren

Für eine antientzündliche Ernährung braucht es vor allem drei Bausteine: die bioaktiven Stoffe sowie die Ballaststoffe aus Pflanzen und fermentierte Varianten von Lebensmitteln. Wie faszinierend gerade die medizinische Kraft von pflanzlichen Lebensmitteln ist, wird durch aktuelle Forschungen immer deutlicher. Mit ihren Farbstoffen, Vitaminen, Mineralien und Ballaststoffen wirken diese natürlichen »pharmazeutischen Unternehmen« wahre Wunder, was ihre antientzündliche und immunstärkende Kraft angeht.

»PHARMAUNTERNEHMEN« PFLANZE

Sie duften herrlich oder riechen streng, sie leuchten in kräftigen Farben oder kommen eher unscheinbar daher. Und hinter allem steckt wahnsinnig viel Biochemie. Jede Pflanze ist eine hochkomplexe Chemiefabrik mit Tausenden Enzymen, die für das Überleben der Pflanze wichtig sind, bis sie Früchte und Samen gebildet hat, um das Fortbestehen der Art zu sichern.
Die chemische Struktur der bioaktiven »Überlebens«-Stoffe in Obst, Gemüse oder Gewürzen ist unterschiedlich, je nachdem, welche Funktion sie für die Pflanze haben. Ob sie Fressfeinde abschrecken, Krankheitserreger abwehren oder vor Sonnenschäden schützen sollen.
Als gesichert gilt heute, dass viele dieser chemischen Verbindungen auch für den Menschen außerordentlich nützlich sind, zum Beispiel im Kampf gegen Krebs, Depressionen oder Entzündungen aller Art. Einige schützen unsere Gefäße besonders gut und tragen dazu bei, das Risiko für Herz-Kreislauf-Krankheiten zu senken. Dazu zählen die Polyphenole, Carotinoide, Sulfide, Phytosterole oder pflanzliche Hormone wie Phytoöstrogene. Fast alle wirken antioxidativ und antientzündlich, manche direkt blutdrucksenkend, einige antithrombotisch und cholesterinsenkend oder verbessern die Funktion der Blutgefäße. Nicht zu vergessen: die Vielzahl der Vitamine und Mineralien, die uns Pflanzen spendieren. Allen voran Magnesium und Kalium, die wichtigsten Mineralien für den Blutdruck und die Herztätigkeit. Deshalb sage ich: Wir brauchen mehr von all diesen pflanzlichen »Pharmaunternehmen« auf dem Tisch! Wie Ihnen das gelingt, erfahren Sie auf den folgenden Seiten.

DIE WOCHENCHALLENGE – 30 PFLANZEN AUF DEN TISCH

Baustein Nummer 1 einer antientzündlichen Ernährung sind viele verschiedene pflanzliche Lebensmittel pro Woche, mindestens 30, wie neuere Forschungen nahelegen. Die Idee stammt von Tim Spector, einem englischen Professor für genetische Epidemiologie.[14] Damit soll eine große Vielfalt an verschiedenen pflanzlichen »Pharmaunternehmen« verzehrt werden, um möglichst alle gesundheitlichen Vorteile pflanzlicher Heilstoffe aufzunehmen und vor allem dem sehr wählerischen Mikrobiom des Darms zur Verfügung zu stellen.

Im Darmmikrobiom werden unter anderem polyphenolische Verbindungen durch Mikroben aus den letzten Resten des Verdauungsbreis herausgelöst und entweder direkt verwendet oder in noch komplexere Polyphenolverbindungen umgewandelt. So wird

SO SCHAFFEN SIE 30 VERSCHIEDENE PFLANZLICHE LEBENSMITTEL PRO WOCHE

KATEGORIE		ANZAHL DER LEBENSMITTEL
Getränke	grüner Tee, Kräutertee, schwarzer Tee, Kaffee, Zitronenwasser, Rote-Bete-Saft, Kakao, Ingwerwasser	8
Obst/Beeren	täglich eine andere Obstsorte	7
Gemüse	täglich ein anderes Gemüse als Beilage oder Hauptgericht, als Salat oder Snack	7
Kräuter/Gewürze	Zwiebeln, Knoblauch, Petersilie, Dill, Paprikapulver, Schnittlauch, Ingwer	7
Snacks	Erdnüsse (ungesalzen), Walnüsse, Kürbiskerne, Pekannüsse, dunkle Schokolade	5
		= 34

Tipp

Erweitern Sie Ihre Gewürz- und Kräuterpalette um antientzündlich wirksame Pflanzen und Kräuter wie Kresse, Kurkuma, Nelken, Zimt, Thymian, Rosmarin und Salbei. Legen Sie Ihren eigenen kleinen Kräutergarten an. Das geht auch auf dem Balkon oder auf dem Fensterbrett.

die Vermehrung nützlicher Mikroben forciert, die unter anderem kurzkettige Fettsäuren produzieren. Diese wiederum interagieren mit dem Immunsystem und sorgen dafür, dass Entzündungen bekämpft werden. Auf diese Weise unterstützt das Mikrobiom den Körper bei der Abwehr von Krankheiten, unter anderem von Herzerkrankungen.
Am einfachsten ist es, sich an der Vielfalt von Farben zu orientieren – von Gelb über Hellgrün zu Dunkelgrün, von Rosa über Rot bis Violett – und von allen Farben pro Woche ein wenig zu essen.
Das klingt erst einmal unheimlich viel, ist aber leichter zu schaffen, als Sie denken. Die Tabelle auf *Seite 68* zeigt, dass man die 30 pflanzlichen Lebensmittel leicht erreichen und sogar toppen kann. In unserem Beispiel sind wir bei 34 verschiedenen Pflanzen und damit unterschiedlichsten Polyphenolen gelandet.

Beispiele für polyphenolreiche Vielfalt

- *Grüner und schwarzer Tee sowie Kakao enthalten Flavanole, beim Tee ist es das Epigallocatechingallat, kurz EGCG.*
- *Dunkle Beeren, Hibiskus und Rotkohl sind reich an Anthocyanen.*
- *Leinsamen und Kürbiskerne punkten mit Lignanen (Phytoöstrogene).*
- *Kaffee enthält viel Phenolsäuren (Kaffeesäure).*
- *Besonders hoch ist der Gehalt von Flavanolen neben Kakao in Brombeeren, Cranberrys sowie Blaubeeren, außerdem in grünem und schwarzem Tee. 400 bis 600 Milligramm Flavonole pro Tag können den Blutdruck, den Cholesterinspiegel und den Blutzucker senken. Diese Mengen sind etwa in drei Tassen Tee enthalten.*

DIE TAGESCHALLENGE – MEHR ALS 30 GRAMM BALLASTSTOFFE

Baustein Nummer 2 der antientzündlichen Ernährung sind die pflanzlichen Ballaststoffe. Davon essen viele von uns definitiv zu wenig. Doch warum sind sie so wichtig? Die Mikroben in unserem Darm sorgen dafür, dass unverdauliche Ballaststoffe zu chemischen Stoffen abgebaut werden. In dem Umwandlungsprozess entstehen unter anderem kurzkettige Fettsäuren (SCFA), zum Beispiel Essig-, Propion- oder Buttersäure (Butyrat). Sie versorgen die menschlichen Darmzellen

mit Energie. Die SCFA senden aber auch Signale an die Immunzellen des Körpers – sie befinden sich größtenteils in der Darmschleimhaut –, die wiederum Entzündungen bekämpfen und Allergien unterdrücken. Über die Darm-Hirn-Achse beeinflussen sie auch unsere Psyche.
Außerdem dienen die Ballaststoffe den Darmbakterien selbst als Nahrung und fördern somit deren Vermehrung. Sie sind also Nahrung und Dünger zugleich für das Mikrobiom.

30 Gramm Ballaststoffe im Alltag
Die folgene Auflistung zeigt, mit welchen Lebensmitteln Sie über den Tag verteilt insgesamt mehr als 20 Gramm Ballaststoffe zu sich nehmen können.

WAS SIND POLYPHENOLE?

Polyphenole kommen als bioaktive Substanzen in Pflanzen vor, zum Beispiel in Form von Farb- oder Geschmacksstoffen und Gerbsäuren. Unterteilt werden sie in Flavonoide und Nicht-Flavonoide.
Dabei gehören die Flavonoide, also jene Stoffe, die Pflanzen ihre Farbe verleihen, zu den häufigsten Polyphenolen. Sie umfassen Untergruppen wie Flavonole, Flavone, Anthocyane und Flavanole.
In die Gruppe der Nicht-Flavonoide fallen Phenolsäuren und Lignane (Phytoöstrogene). Phenolsäuren wie Kaffeesäure kommen besonders häufig in Kaffee, Obst und Gemüse vor, Lignane sind unter anderem in den Schalen der Leinsamen zu finden.
Aufgrund ihrer spezifischen chemischen Struktur sind Polyphenole in der Lage, schädliche reaktive Sauerstoffverbindungen abzufangen und unschädlich zu machen. Daher spricht man im Zusammenhang mit ihnen häufig von Antioxidanzien.
Polyphenole schützen Blutgefäße vor oxidativem Stress und fördern gleichzeitig deren Elastizität. Auch das Gehirn profitiert davon: Polyphenole wirken der Entstehung neurodegenerativer Erkrankungen wie Alzheimer oder Demenz entgegen.

- *3 Scheiben Vollkornbrot: 12 Gramm*
- *200 Gramm Kartoffeln: 3,5 Gramm*
- *150 Gramm gekochte Bohnen: 10 Gramm*
- *1 mittelgroßer, ungeschälter Apfel: 3 Gramm*
- *50 Gramm frische Himbeeren: 2,5 Gramm*
- *120 Gramm gemischter Salat mit Mais: 2,5 Gramm*

Alles zusammen ergibt 33,5 Gramm Ballaststoffe.

DAS PLUS PRO TAG – ETWAS FERMENTIERTES

Baustein Nummer 3 einer antientzündlichen Ernährung sind fermentierte Lebensmittel. Sie enthalten gesundheitsförderliche Bakterien wie Milchsäurebakterien und unterstützen das Gleichgewicht einer gesunden Darmflora. Die lebenden Milchsäurebakterien aus diesen Produkten erreichen teilweise intakt den Dickdarm und können sich – zumindest kurzfristig – dort ansiedeln. Aufgrund der fehlenden Hitzestabilität der Milchsäurebakterien sollten fermentierte Lebensmittel möglichst roh verzehrt werden.
In Japan und Korea gehören beispielsweise Kimchi oder Miso täglich auf den Speiseplan. In vielen südosteuropäischen Ländern sind es Kefir oder Joghurt. In Kulturen, in denen diese Lebensmittel regelmäßig gegessen werden, konnten Wissenschaftler eine auffällig gute Darmgesundheit feststellen.
Der tägliche Verzehr von fermentierten Lebensmitteln zeigte in einer Studie der Universität Stanford, dass sich die Vielfalt des Darmmikrobioms in relativ kurzer Zeit deutlich erhöhen lässt.[15] Außerdem nahmen die Spiegel von 19 Entzündungsproteinen wie Interleukin 6 (ist unter anderem bei Diabetes Typ 2 erhöht) ebenfalls ab. Die Studie zeigt auch, dass sich die Immunantwort des Körpers insgesamt verbessert.
Zu den bekanntesten fermentierten Lebensmitteln gehören:

- *Joghurt*
- *Käse*
- *Kefir*
- *Sauerkraut*
- *eingelegte Gurken und Zwiebeln*
- *Oliven*
- *Sauerteig*
- *Sojasoße*
- *Miso-Paste*
- *Kimchi*
- *Kombucha*

Tipp

Achten Sie darauf, dass die Produkte tatsächlich fermentiert – also milchsauer vergoren – sind. So sind beim Fertig-Sauerkraut die Milchsäurebakterien durch Pasteurisation zerstört. Im Zweifel fermentieren Sie selbst. Auf der folgenden Seite finden Sie ein Rezept.

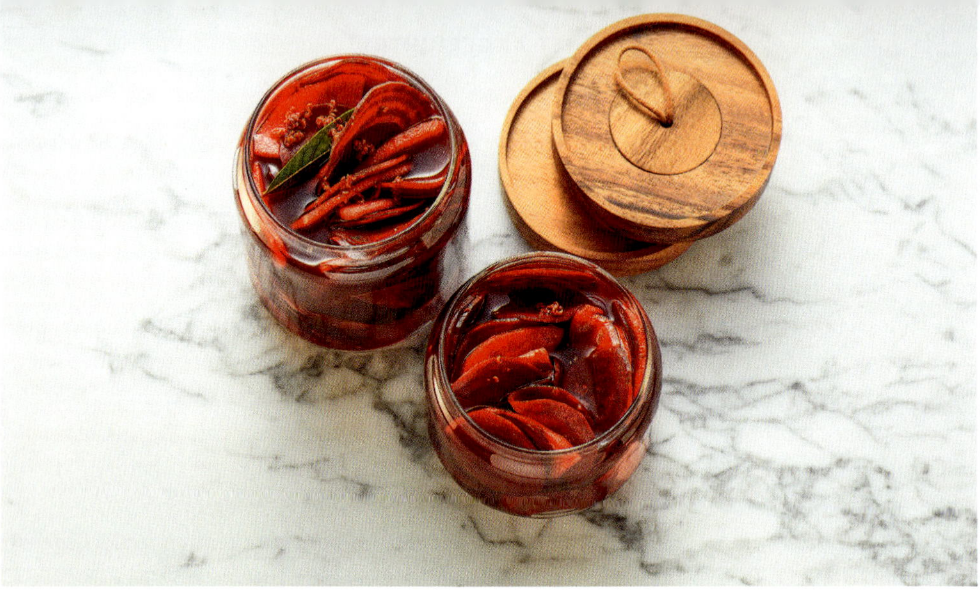

MILCHSAURE ROTE BETEN

Rote Beten fermentieren ist ganz einfach – ich verspreche Ihnen, Sie werden mehr davon wollen.

Für 1 Glas (750 ml, 4 Portionen) | 25 Min. Zubereitung | 8 Std. Ruhen | 1 Woche Gären

450 g kleine Rote Beten • 1 säuerlicher Apfel • 1 TL Korianderkörner • 1 Lorbeerblatt • 20 g feines Meersalz

1. Die Roten Beten putzen, waschen, schälen und in sehr dünne Scheiben schneiden. Apfel vierteln, schälen, vom Kerngehäuse befreien und quer in dünne Scheiben schneiden. Koriander im Mörser zerdrücken.

2. Rote Beten, Apfel, Koriander, Lorbeerblatt und 10 g Salz in einer Schüssel gut vermischen und abgedeckt 8 Std., am besten über Nacht, in den Kühlschrank stellen.

3. Am nächsten Tag 250 ml Wasser erwärmen (nicht kochen!), übriges Salz (10 g) darin auflösen. Den Rote-Bete-Mix samt dem ausgetretenen Saft fest in das heiß ausgespülte Glas drücken. Mit der Salzlake bis ca. 3 cm unter den Glasrand auffüllen und beschweren (z. B. mit in Frischhaltefolie gewickelten Murmeln).

4. Das Glas verschließen und an einem dunklen Ort bei Zimmertemperatur lagern. Nach 2–3 Tagen beginnt das Fermentieren. Dann das Glas im Kühlschrank aufbewahren. Nach dem Öffnen bis zu 5 Wochen haltbar.

10 Top-Lebensmittel für Ihren Blutdruck

Einige Lebensmittel haben direkten Einfluss auf den Blutdruck. Sie können präventiv oder ergänzend zu einer Bluthochdrucktherapie Verwendung finden. Die Wirkung der folgenden Lebensmittel ist durch Studien gut belegt.

GRÜNER TEE

Grüner Tee ist fester Bestandteil der asiatischen Trinkkultur, dort werden oft mehrere Tassen täglich getrunken. Er enthält nach dem heutigen Stand der Wissenschaft 200 bis 250 bedeutende sekundäre Pflanzenstoffe und 360 bis 400 ätherische Öle.
Zu den wertvollen aktiven Substanzen im Grüntee zählen neben Koffein die Polyphenole, insbesondere Epigallocatechingallat *(siehe Seite 69)*. Es wirkt sich positiv auf die Gefäßgesundheit aus und stärkt insbesondere das Endothel, die dünne Schicht, die die Blutgefäße auskleidet. Zudem hat es eine gefäßerweiternde Wirkung, verbessert den Blutfluss und wirkt somit hohem Blutdruck sowie Herz-Kreislauf-Erkrankungen entgegen. Wer täglich drei Tassen und mehr grünen Tee trinkt, kann seinen Blutdruck um 3–5 mmHg senken.

Wirkung

- *antioxidativ*
- *belebend*
- *blutdrucksenkend*
- *reguliert den Fettstoffwechsel*
- *mindert das Verkleben von Blutplättchen*

DAS ASIATISCHE PARADOXON

In asiatischen Ländern wird noch viel geraucht. Im Verhältnis dazu sind Herzinfarkte und Schlaganfälle relativ selten. Das liegt offensichtlich am hohen Konsum von grünem Tee. Das meinen jedenfalls Forscher der Yale-School of Medicine, die dem »asiatischen Paradoxon« nachgegangen sind.[16] Sie analysierten mehr als 100 Studien zum Thema Grüntee. So scheint der tägliche Konsum von etwa 1,2 Litern einen gewissen Schutz vor diesen Krankheiten zu bieten. Weniger oxidativer Stress bedeutet auch weniger Entzündungen und ein besseres Immunsystem. Eine japanische Langzeitstudie, die sogenannte Ohsaki-Studie, bestätigt ebenfalls den positiven Einfluss von Grüntee auf die Herzgesundheit.[17]

GRANATAPFEL[18]

Granatapfelsaft ist reich an Polyphenolen, vor allem Anthocyanen, sowie an den Vitaminen C und E. Seine wichtigsten antioxidativen Verbindungen sind die Anthocyane und die Ellagsäure. Sie sind die Hauptbestandteile des Saftes und verleihen der Frucht ihre Farbe. Die antioxidative Kraft des Saftes ist um 20 Prozent höher als die von grünem Tee und von Orangen-, Trauben-, Apfel-, Blaubeer-, Cranberry- oder Kirschsaft. Der regelmäßige Verzehr von einem Glas Granatapfelsaft (ca. 150 ml) täglich oder von einer Frucht kann sogar arteriosklerotische Veränderungen rückgängig machen.
Granatapfelkerne haben ein einzigartiges Fettsäureprofil, das vor allem durch eine hohe Konzentration der Omega-5-Fettsäure (Punicinsäure) besticht, die eine enorme antioxidative Wirkung aufweist. Das daraus gewonnene Öl reduziert schlechtes LDL-Cholesterin und Triglyceride und verhindert die Bildung von Plaques in den Gefäßen. Darüber hinaus sind unterschiedliche Östrogenkomponenten in den Kernen beziehungsweise im Öl des Granatapfels zu finden. Sie haben eine ausgleichende Wirkung auf den Hormonhaushalt.

Tipp

In einer Studie über sechs Wochen[19] wurde der Tee (3 Tassen täglich) wie folgt zubereitet: 1 Beutel (1,25 g) Hibiscus sabdariffa mit 250 Milliliter gekochtem Wasser übergießen und 6 Minuten zugedeckt ziehen lassen.

Wirkung

- *fängt freie Radikale ein*
- *bremst Entzündungen*
- *schützt Gefäße und kann sogar krank machende Veränderungen rückgängig machen*
- *senkt Blutdruck, Blutfette und Blutzucker*

HIBISKUSTEE

Die jüngste Studie zur blutdrucksenkenden Wirkung von Hibiskustee stammt aus dem Jahr 2025 und fasst die Daten aus 26 randomisierten kontrollierten Studien mit 1797 Teilnehmern zusammen.[20] Sie zeigt, dass der Verzehr dieses Tees den systolischen und diastolischen Blutdruck im Vergleich zu Placebo und anderen Tees um etwa 7–8 mmHg systolisch und 3–4 mmHg diastolisch reduzierte. Besonders profitieren Menschen mit leichtem bis moderatem Bluthochdruck, die länger als vier Wochen täglich Hibiskustee trinken. Der Tee senkte auch das Gesamtcholesterin, den Nüchternblutzucker und erhöhte das »gute« HDL-Cholesterin.
Die blutdrucksenkenden Eigenschaften des Tees sind vor allem auf seinen Gehalt an Anthocyanen und Hibiskussäure zurückzufüh-

ren. Außerdem enthält Hibiskustee viel Kalium, das harntreibend wirkt und so auch eine Blutdrucksenkung begünstigt.

Wirkung

- *antioxidativ*
- *entzündungshemmend*
- *entspannt die Blutgefäße*
- *erhöht die Harnausscheidung, was das Blutvolumen senkt*
- *verbessert den Fettstoffwechsel, senkt den Blutzucker und den Blutdruck*

INGWER

Ingwer hilft ebenfalls, den Blutdruck zu senken, und schützt die Gefäße vor Entzündungen. Sie können ihn als Gewürz zum Kochen oder überbrüht als Tee nutzen.

Die Wurzel hat eine leicht gefäßerweiternde Wirkung und enthält zudem eine ganze Reihe von wirkungsvollen Antioxidanzien, darunter vor allem die Scharfstoffe Gingerol und Shogaole, aber auch Flavonoide wie Quercetin, Kaempferol und Myricetin sowie Vitamin C. Eine Metaanalyse[21] aus dem Jahr 2019 ergab, dass die Einnahme von Ingwer den systolischen Blutdruck um durchschnittlich 6,36 mmHg und den diastolischen Blutdruck um durchschnittlich 2,12 mmHg senken kann. Besonders deutlich war der Effekt bei Menschen unter 50 Jahren und bei einer Dosierung von mindestens 3 Gramm am Tag.

Wirkung

- *gefäßerweiternd*
- *blutverdünnend*
- *blutdrucksenkend*
- *entzündungshemmend*
- *cholesterinsenkend*

Wichtig: Wer blutverdünnende Medikamente einnimmt, sollte bedenken, dass die Einnahme größerer Mengen von Ingwer die Blutgerinnung weiter hemmen kann. Daher bitte die Blutwerte im Auge behalten.

KAKAO

Im Kakao[22] sind es vor allem die Polyphenole aus der Untergruppe der Flavanole, die eine positive Wirkung haben *(siehe auch Seite 26 f.* »Kuna kennen keinen Bluthochdruck«). Sie kurbeln die körpereigene Stickstoffmonoxid-Produktion in den Gefäßen an. Dieses bioaktive Molekül spielt bei der Regulierung des Blutdrucks eine wichtige Rolle. Es weitet die Gefäße und sorgt für Elastizität. Viel Stickstoffmonoxid (NO) bedeutet entspannte Gefäße und einen entspannten Fluss des Blutes, ohne erhöhten Druck. NO verhindert außerdem, dass die Blutplättchen verklumpen und sich Gerinnsel bilden. Auch die Bildung von freien Radikalen sowie die Oxidation von Fetten, die zur Verkalkung der Gefäße beitragen, werden durch das NO gemindert. Zudem hat es eine entzündungshemmende

Wirkung. Das alles wirkt sich vor allem auf die Gefäße des Herzens, des Gehirns, aber auch auf die großen Beinarterien aus und schützt uns so vor Herzinfarkt, Schlaganfall oder der Schaufensterkrankheit.
Studien zeigen, dass Kakao sowohl bei gesunden Menschen als auch bei Patienten mit Bluthochdruck wirkt. Empfohlen werden täglich 10–30 Gramm dunkle Schokolade (mindestens 70 % und höher) oder natürlich guter selbst gemachter Kakao.

Wirkung

~ *antioxidativ*
~ *blutdrucksenkend*
~ *verhindert das Verklumpen von Blutplättchen (antithrombotisch)*
~ *gefäßentspannend*
~ *verbessert die Sauerstoffversorgung des Gehirns*

KNOBLAUCH

Knoblauch besteht aus mehr als 200 chemischen Verbindungen. Er enthält vor allem das stark antioxidativ wirkende Allicin, das beim Zerkleinern freigesetzt wird und für den typischen Geruch sowie die wichtigsten pharmakologischen Eigenschaften verantwortlich ist. Wie genau Knoblauch auf den Blutdruck wirkt, ist wissenschaftlich noch umstritten.[23] Es wird vermutet, dass unsere roten Blutkörperchen auf den Schwefel im Knoblauch reagieren und dabei Stickstoffmonoxid und Schwefelwasserstoff entstehen. Diese Verbindungen entspannen und erweitern die Blutgefäße.

Wirkung

~ *antioxidativ*
~ *blutdrucksenkend*
~ *cholesterinsenkend*
~ *entzündungshemmend*
~ *gefäßentspannend*

ROTE BETE

Rote Bete[24] enthält Nitrate, die durch den Speichel zu Nitrit und im Körper anschließend zu Stickstoffmonoxid reduziert werden. Dadurch erweitern sich die Gefäße, was den Blutdruck leicht sinken lässt. Eine Analyse von sieben methodisch gut gemachten Studien mit 218 Bluthochdruck-Patienten hat bestätigt, dass der systolische Blutdruck im Mittel um etwa 5 mmHg sinkt.
Empfohlen wird das Trinken von etwa 250 Millilitern Saft pro Tag oder der häufige Verzehr von Roten Beten.

Tipp

Neben Roten Beten sind Spinat, Kohlrabi, Rhabarber sowie Blattsalate, etwa Rucola, nitratreich.

Wirkung:
- *blutdrucksenkend*
- *entzündungshemmend*
- *reduziert Gefäßsteifheit*
- *verbessert Endothelfunktion*

STAUDENSELLERIE[25]

Der hohe Gehalt an ätherischen Ölen wie Phthaliden, Limonen und Myristicin verleiht Sellerie seinen unverwechselbaren Geruch und Geschmack. Diese Stoffe besitzen unter anderem entzündungshemmende Eigenschaften. Phthalid entspannt zudem die Muskulatur der Blutgefäße. Diese weiten sich dadurch, wodurch der Blutfluss erhöht und der Blutdruck gesenkt wird. Außerdem enthält Staudensellerie viele Ballaststoffe und die blutdruckregulierenden Mineralien Magnesium und Kalium.
Um den blutdrucksenkenden Effekt zu erhalten, sollten Sie täglich ungefähr vier Stiele Sellerie essen. Das kann man abends gut als Knabberei genießen. Aber auch als Salat oder in gebackener Form schmeckt er gut. Sie können natürlich auch Smoothies mit Sellerie zubereiten.

Wirkung
- *antioxidativ*
- *blutdrucksenkend*
- *cholesterinsenkend*
- *entspannt die Blutgefäße*

BAKTERIENKILLER MUNDWASSER

Anorganisches Nitrat aus der Nahrung wird bereits durch Bakterien in der Mundhöhle zu Nitrit umgewandelt. Dieses wird dann später in gefäßerweiterndes Stickstoffmonoxid (NO) umgebildet *(siehe Seite 26)*. Wer regelmäßig antiseptisches Mundwasser verwendet, dezimiert jedoch die Bakterienpopulation in der Mundhöhle, sodass der gesamte Umwandlungsprozess von Nitrat zu Nitrit in der Mundhöhle gestört wird und damit auch die spätere Produktion von NO.

WALNÜSSE

Walnüsse haben einen hohen Gehalt an Omega-3-Fettsäuren, die den Blutdruck senken und sich insgesamt positiv auf die Herzgesundheit auswirken. Sie verbessern die Elastizität der Blutgefäße und damit den Blutfluss sowie die Funktion der Blutgefäße.

Aber auch Tocopherole, Phenolsäuren oder Melatonin spielen eine wichtige Rolle. Denn diese haben antioxidative Eigenschaften, die das Endothel, also die Innenwand der Arterien, vor oxidativen Schäden schützen.
Der tägliche Verzehr von 50 Gramm Walnüssen kann den Blutdruck um 2–3 mmHg senken. In einer Portion Walnüsse sind ca. 4,5 Gramm Alpha-Linolensäure (ALA) enthalten.

Wirkung

- *antioxidativ*
- *blutdrucksenkend*
- *blutzuckerregulierend*
- *cholesterinsenkend*

ZITRONE[26]

Das Vitamin C in der Zitrone wirkt antioxidativ und nimmt über unterschiedliche biochemische Prozesse Einfluss auf die Gefäßfunktion. Die Farbstoffe der Zitrone wie Naringenin und Hesperetin bremsen die Angiotensin-Converting-Enzyme, kurz ACE genannt, aus und senken auf diesem Weg den Blutdruck.
Trinken Sie als Kur über mehrere Wochen morgens den Saft einer Zitrone, verdünnt mit Wasser. Wer möchte, kann sich den Trank mit 1 Teelöffel Honig versüßen.
Wichtig: Zitronen oder Zitronensaft dürfen nicht gleichzeitig mit säurehemmenden Medikamenten eingenommen werden. Der Einnahmeabstand sollte 3 Stunden betragen.

Wirkung

- *antioxidativ*
- *blutdrucksenkend*
- *entzündungshemmend*
- *harntreibend*

VORSICHT LAKRITZE!

Laktritze enthält Glycyrrhizin aus dem eingedickten Saft der Süßholzwurzel beziehungsweise die daraus freigesetzte Glycyrrhetinsäure. Dies wirkt auf das Kalium-Natrium-Gleichgewicht und den Wasserhaushalt im Körper aus, infolgedessen kann der Blutdruck steigen.
Der Konsum von 5 Gramm »Erwachsenenlakritz« (stark oder mit Salmiak, Obergrenze 100 mg Glycyrrhizin) pro Tag sollte nicht überschritten werden. Menschen mit hohem Blutdruck sollten auf glycyrrhizinhaltiges Lakritz ganz verzichten.

Hoch die Tassen!

Aus den 10 Top-Lebensmitteln für einen gesunden Blutdruck lassen sich sehr schmackhafte warme oder kalte Getränke zubereiten. Hier gibt es ein paar Anregungen und einen ganz besonderen Zitronen-Knobi-Drink als Gefäßputzer.

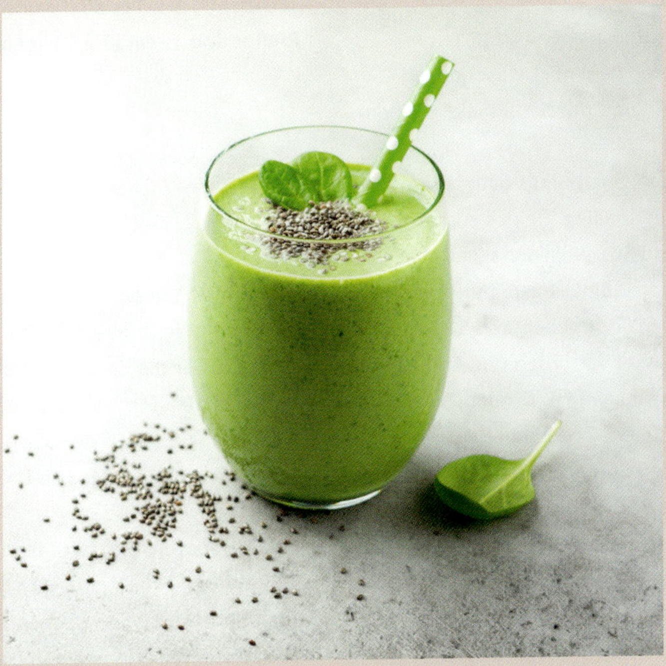

ZITRONEN-KNOBLAUCH-DRINK GEGEN GEFÄSSABLAGERUNGEN

Dieser Drink vereint die geballte Kraft von Knoblauch, Ingwer und Zitrone. Er wirkt antioxidativ, blutdruck- und cholesterinsenkend. Das Gute: Die Zitrone und der Ingwer neutralisieren den Knoblauchgeruch, Sie haben also keine Fahne!

Das Rezept reicht für eine 3-Wochen-Kur.

So geht's

3–5 ungeschälte Bio-Zitronen (auf Vermerk »Schale essbar« achten) heiß waschen, abtrocknen, vierteln und mit der Schale in einen Mixer geben.

30 Bio-Knoblauchzehen und 1 daumengroßes Stück Bio-Ingwer schälen. Beides zu den Zitronen geben und 500 Milliliter stilles Wasser hinzufügen. Alles zu einer Paste pürieren.

Die Paste in einen Topf geben, mit 500 Millilitern stillem Wasser verrühren und kurz erhitzen. Nicht kochen, etwa 70 °C reichen aus, um den Drink längere Zeit haltbar zu machen.

Anschließend den Sud abkühlen lassen und durch ein feines Sieb streichen.

Den Drink in eine saubere Flasche füllen und im Kühlschrank aufbewahren.

Anwendung

Vor dem Gebrauch die Flasche immer gut schütteln und über einen Zeitraum von drei Wochen täglich 25 Milliliter davon trinken, am besten morgens oder mittags. Danach eine Woche Pause einlegen und die Kur nochmals für drei Wochen wiederholen. Machen Sie die gesamte Kur am besten einmal im Jahr.

Tipp

Sie können dem Zitronen-Knobi-Drink nach Belieben eine Zitrone durch eine Limette ersetzen und 1–2 Teelöffel Kurkuma plus etwas Pfeffer und 1 Teelöffel Olivenöl hinzufügen.

GRÜNER BLUTDRUCKSENKER-SMOOTHIE

Hier dürfen Sie sich austoben: Experimentieren Sie mit der bunten Vielfalt an Obst und Gemüse. Für die Zutaten gilt als Richtwert:

⅓ Obst (Apfel, Birnen, Beeren, Gurke) und

⅔ Grünzeug (Staudensellerie, Gurke, frischer Spinat, Rucola, Blätter von Kohlrabi, frische Kräuter usw.)

Das Rezept reicht für 2 Gläser.

So geht's

Obst und Grünzeug waschen, putzen, in Stücke schneiden und in einen Mixer geben.

300–500 Milliliter grünen Tee zufügen und fein pürieren. Die Menge der Flüssigkeit hängt von der Konsistenz der gewählten Zutaten ab.

Anwendung
Trinken Sie den Smoothie am besten morgens auf nüchternen Magen, damit er möglichst schnell den Magen passiert und die wertvollen Stoffe nicht von der Magensäure angegriffen werden. Ansonsten bitte einen Abstand zu den Mahlzeiten einhalten.

GRANATAPFEL-ZITRONEN-MINZE-COCKTAIL

Das Rezept reicht für 4 Gläser.

So geht's
Vorab von ½ Granatapfel die Kerne auslösen.
1 Bio-Zitrone waschen, die eine Hälfte auspressen und die andere in dünne Scheiben schneiden. 4 Stängel Minze waschen und trocken schütteln.
400 Milliliter Granatapfelsaft auf vier Gläser verteilen. In jedes Glas 1 Teelöffel Rohrzucker oder Honig, 1 Esslöffel Zitronensaft, 1 Esslöffel Granatapfelkerne und eine Zitronenscheibe geben.
Ein paar Eiswürfel hinzufügen und mit 100 Millilitern Sprudelwasser aufgießen.
Mit einem Stängel Minze garnieren.

INGWERLIMO

Das Rezept reicht für 4 Gläser.

So geht's
150 Gramm Bio-Ingwer schälen, fein reiben und mit 4 Esslöffeln Rohrzucker verrühren.
2 Bio-Limetten heiß waschen und trocken reiben, die Schalen abreiben und den Saft auspressen.
Limettenschale, Limettensaft und 1 Liter Mineralwasser mit der Ingwer-Zucker-Mischung verrühren und mindestens 1 Stunde ziehen lassen.
Die Limonade in einen Krug abseihen und nach Belieben mit Eiswürfeln, Minze und/oder Gurkenscheiben servieren.

INGWERPUNSCH

Das Rezept reicht für 1 Glas.

So geht's
5 Gramm Bio-Ingwer schälen, in feine Scheiben schneiden und in ein Glas geben.
1 Beutel Rooibos-Karamell-Tee und 1 Beutel grünen Tee dazugeben, mit 250 Millilitern heißem Wasser übergießen und zugedeckt 1–2 Minuten ziehen lassen. Die Teebeutel entfernen, der Ingwer kann im Glas verbleiben.
Den Punsch mit 1 Teelöffel Kandiszucker oder Honig süßen. 1 Esslöffel Milch oder Kaffeesahne einrühren und genießen.

Die besten Öle für elastische Gefäße

Elastische Gefäße müssen gut geschmiert werden. Versorgen Sie daher Ihre Gefäße mit reichlich Omega-3-Fettsäuren, die zu den mehrfach ungesättigten Fettsäuren gehören. Die bedeutendsten Varianten sind Eicosapentaensäure (EPA), Docosahexaensäure (DHA) und Alpha-Linolensäure (ALA). Während EPA und DHA hauptsächlich in fettem Fisch und Fischöl, aber auch in Algen, vorkommen, findet sich ALA in pflanzlichen Quellen wie Leinsamen, Chiasamen, Hanfsamen, Walnüssen und deren Ölen sowie Rapsöl.
Der Körper, genauer gesagt, die Leber, kann in geringem Maße aus ALA auch EPA und DHA herstellen. Die Mengen, die in diesem

KLEINER ÖL-EXKURS

Alpha-Linolensäure (ALA) dient der Energiegewinnung und ist Ausgangsprodukt für die Bildung von Eicosapentaensäure (EPA) sowie Docosahexaensäure (DHA). Hohe Blutspiegel von ALA zeigen eine positive Wirkung auf den Blutdruck und den Fettstoffwechsel.
Studien[27] belegen, dass der Verzehr der pflanzlichen Omega-3-Fettsäure mit einem um 10 Prozent niedrigeren Risiko für Herz-Kreislauf-Erkrankungen einhergeht.
EPA ist die direkte Ausgangssubstanz für die Bildung von biologisch wirksamen Substanzen, die unter anderem Effekte auf den Blutdruck, das Immunsystem und Entzündungsreaktionen haben. So entstehen aus EPA etwa entzündungshemmende Hormone wie Prostaglandine.
DHA führt zur Bildung von Substanzen, die Entzündungsprozesse stoppen und die Heilung sowie Reparatur des Gewebes fördern. DHA wirkt überwiegend in den Zellmembranen. Es hat unter anderem große Bedeutung für die Gehirnleistung und die Sehfunktionen.
Es ist wissenschaftlich nicht eindeutig belegt, aber möglicherweise verstärken sich ALA, EPA sowie DHA gegenseitig.

Umwandlungsprozess entstehen, hängen zum einen von der aufgenommenen Menge an ALA ab, aber auch von der individuellen Ernährungs- und Lebensweise. Die Zufuhr an tierischen Fetten, also Omega-6-Fettsäuren, spielt ebenfalls eine Rolle: Je mehr tierische Fette verzehrt werden, desto weniger EPA und DHA werden aus ALA hergestellt.
Omega-3-Fettsäuren, genauer gesagt ihre Umwandlungsprodukte, erhöhen die Fließfähigkeit des Blutes, hemmen die Blutgerinnung, senken den Blutdruck, wirken entzündungshemmend und beeinflussen den Triglycerid-Stoffwechsel positiv.
Doch wie bei allem im Leben, gilt auch für Omega-3-Fettsäuren: Viel hilft nicht unbedingt viel. So warnt das Institut für Risikobewertung (BfR) vor der Einnahme von Omega-3-Fettsäure-haltigen Präparaten.[28] Sie können bei Menschen mit einer bestehenden oder drohenden Herzerkrankung das Risiko für Vorhofflimmern erhöhen. Das ergab eine Auswertung mehrerer klinischer Studien durch die Europäische Arzneimittel-Agentur (EMA). In diesen Studien nahmen die Patientinnen und Patienten entweder Omega-3-Fettsäure-haltige Arzneimittel oder Nahrungsergänzungsmittel ein.

GUTE ALA-QUELLEN

Leinsamenöl: Der Anteil an der Alpha-Linolensäure (ALA) kann bei rund 50–60 Prozent liegen. In 100 Milliliter Leinsamenöl sind also etwa 50–60 Gramm Alpha-Linolensäure enthalten.
Chiaöl: Auch hier liegt der Anteil an ALA etwa bei 60 Prozent.
Hanföl: Es enthält etwa 17 Prozent ALA.
Raps- und Walnussöl: Hier liegt der Anteil an ALA bei rund 10 Prozent.
Leinsamen: Sie gehören zu den reichhaltigsten Quellen für ALA. In 100 Gramm sind zwischen 16 und 22 Gramm ALA enthalten. In den Schalen der Leinsamen finden sich auch noch die wertvollen Lignane *(siehe Seite 69)* sowie viele Ballaststoffe – beide ebenfalls wichtige Blutdrucksenker. Mit 1–2 Esslöffeln frisch geschrotetem Leinsamen kommen Sie auf die erforderliche Tagesmenge ALA.
Chiasamen: Auch sie enthalten beachtliche Mengen an ALA: 17–19 Gramm pro 100 Gramm. Sie sind allerdings stärker verarbeitet als Leinsamen und recht teuer.

Tipp

Die Deutsche Gesellschaft für Ernährung (DGE) empfiehlt, täglich 1–1,5 Gramm pflanzliche Omega-3-Fettsäuren über die Nahrung aufzunehmen. Das entspricht beispielsweise 1 Teelöffel Leinöl plus 1–2 Esslöffel Rapsöl, dazu 4–5 Walnüsse.

Zusatznutzen Ballaststoffe

Lein- und Chiasamen liefern nicht nur wertvolle Fettsäuren, sie sind auch hervorragende Ballaststoffquellen. Streuen Sie die Samen über Salate und Müslis oder verwenden Sie sie beim Brotbacken. Um die wertvollen Öle aufzuschließen, müssen die Samen jedoch geschrotet sein, am besten frisch. Achten Sie auch auf eine ausreichende Flüssigkeitszufuhr, also trinken Sie genug zum Müsli oder Salat. Denn beide Samen enthalten Quellstoffe, die schwimmen wollen.

ESSEN SIE BUNT

Wer sich abwechslungsreich ernährt und vor allem auf pflanzliche Produkte setzt, dem ste

ALGENÖL EINE GUTE ALTERNATIVE ZU FISCH

Sie mögen keinen Fisch oder ernähren sich vegetarisch oder vegan? Dann kann es schwierig werden, über die Ernährung ausreichend EPA und DHA zu bekommen. Eine Lösung heißt: Algenöl. Es wird aus Mikroalgen gewonnen, die letztlich die Nahrungsgrundlage von Fischen und damit auch Ausgangsbasis der Omega-3-Fettsäuren sind. Sie werden in kontrollierten Umgebungen gezüchtet, sodass die Meere nicht belastet werden. Ein weiterer Vorzug: Sie enthalten keine Schadstoffe. Allerdings ist die Herstellung sehr energieintensiv. Das schlägt sich auch in den Preisen nieder, sie liegen zwischen 20 und 40 Euro pro 100 Milliliter Algenöl.
Es gibt das Öl in flüssiger oder in Kapselform. Die jeweils empfohlene tägliche Verzehrmenge sollte nicht überschritten werden. Je nach Produkt und Zusammensetzung können das 1 Esslöffel, 1 Teelöffel, 50 Tropfen oder 1 Kapsel sein. Bei bestehendem Bluthochdruck kann die tägliche Einnahme eine Senkung von etwa 2–6 mmHg bewirken
Lagern Sie das hitzeempfindliche Öl unbedingt im Kühlschrank und verwenden Sie es nur für die kalte Küche. Das angebrochene Öl sollten Sie zügig, am besten innerhalb von vier Wochen, verzehren.

hen zahlreiche weitere Quellen für Omega-3-Fettsäuren zur Verfügung. Dunkles Blattgemüse, Rosenkohl oder Grünkohl punkten auf der Gemüseseite. Hülsenfrüchte, allen voran Kichererbsen und weiße Bohnen, sind Top-Lieferanten, ebenso wie Erdnüsse, die botanisch zu den Hülsenfrüchten gehören. Auch Getreide und einige Obstsorten, insbesondere Blaubeeren, enthalten die gesunden Fettsäuren. Verwenden Sie gesunde Öle und setzen Sie auf eine bunte Vielfalt beim Essen. Damit sichern Sie die Versorgung mit guten Fetten. Und darüber hinaus mit Vitaminen, Mineralstoffen, Ballaststoffen und sekundären Pflanzenstoffen, die uns natürliche Medikamente für gesunde Gefäße liefern.

MEINE OMEGA-3-ÖL-BAR

Legen Sie sich eine kleine, aber feine Ölbar zu. Achten Sie dabei auf eine gute Mischung, dann haben Sie für jede Zubereitung das richtige, gesunde Öl zur Hand. Diese Öle stehen in meiner Omega-3-Öl-Bar:

Leinöl, Chiaöl und Hanföl für die kalte Küche. Sie können sie als Topping für Salate, Dips oder Müslis verwenden – gern auch mehrere Sorten für ein Gericht.

Kalt gepresstes, natives Rapsöl und Walnussöl sind hitzebeständiger, sie können warmen Speisen wie Suppen hinzugefügt werden.

Raffiniertes Rapsöl eignet sich zum Braten, was auch auf der Flasche vermerkt ist.

Die meisten Öle, die nicht zum Braten geeignet sind, werden in kleineren Flaschen angeboten, da sie in der Regel empfindlicher sind. Nach dem Öffnen der Flasche bewahren Sie diese Öle bitte im Kühlschrank auf, um sie vor Licht und Wärme zu schützen.

Essenspausen

Weniger ist bekanntlich oft mehr. Das gilt auch für das, was wir essen. Gönnen Sie Ihrem Körper hin und wieder einen Schongang in Sachen Kalorienzufuhr. Denn, so belegen zahlreiche Studien, das wirkt wie Medizin auf ganz verschiedene Organe und Gewebe.[29] So wird das körpereigene Recyclingsystem zum großen Aufräumen angeregt, die Bauchspeicheldrüse schuftet mal etwas weniger und der Insulinspiegel sinkt. Entzündungsreaktionen gehen ebenfalls zurück. Die Ausscheidung von Natrium wird angeregt und es kommt über ganz verschiedene weitere Signalwege zu blutdrucksenkenden Effekten.

HEILFASTEN – RESET FÜR DEN KÖRPER

Besonders intensiv sind diese Reaktionen beim Heilfasten unter ärztlicher Aufsicht in Fastenkliniken. Während eines längeren Fastens kann der Blutdruck sogar etwa um 20/10 mmHg sinken, was dazu führt, dass man weniger Medikamente benötigt. Da

man allerdings nicht ewig fasten kann, steigt der Blutdruck nach der Kur irgendwann wieder. Im besten Fall bleibt er jedoch eine ganze Weile auf niedrigem Niveau.
Ein wichtiger Nebeneffekt solch intensiver Kuren ist, dass man an Gewicht verliert, vor allem der Entzündungstreiber Bauchfett schmilzt dahin. Das Fasten ist zudem ein guter Einstieg für eine Ernährungsumstellung. Danach fällt es den meisten Menschen leichter, auf ungesunde hochverarbeitete Lebensmittel zu verzichten.
Die bekanntesten Fastenformen sind Buchinger-Fasten sowie Mayr-Fasten. In der Regel dauert eine Fastenkur sieben bis zehn Tage, man kann aber auch bis zu vier Wochen lang fasten. Unter bestimmten Voraussetzungen können die Kosten (evtl. anteilig) für eine Fastenkur in einer Rehaklinik von der Krankenkasse übernommen werden.

ESSENSPAUSEN UND ENTLASTUNGSTAGE

Sie möchten oder können nicht tagelang auf feste Nahrung verzichten? Kein Problem. Auch Sie können Ihrem Körper etwas Gutes tun: mit Essenspausen und Entlastungstagen.

Essenspausen

Halten Sie zwischen den Mahlzeiten mindestens 4 Stunden Pause ein, trinken dürfen Sie jederzeit, allerdings nur Wasser und Tee oder Kaffee ohne Milch und Zucker. Und was ist mit der Kaffee-und-Kuchen-Pause am Nachmittag? Essen Sie den Kuchen oder die Kekse einfach als Dessert nach dem Mittagessen und genießen Sie den Kaffee pur.
Wenn das Verdauungssystem ständig mit Essen traktiert wird – hier ein Keks, da ein Cappuccino und dort ein Apfel –, ist es ständig aktiv. Halten Sie jedoch mehrstündige Essenspausen ein, hat es die Möglichkeit, zu regenerieren, und auch der Stoffwechsel kommt zur Ruhe.

Entlastungstage

Entlastungstage sind eine Mini-Variante des Fastens. Sie müssen an diesen Tagen nicht komplett auf Nahrung verzichten, sollten aber mit 500–700 Kilokalorien auskommen. Sie werden staunen, wie viel Sie dabei essen können. So haben viele Obstsorten und Gemüse wie Blumenkohl, Brokkoli, Tomaten, Zucchini, Champignons oder Gurken wenig Kalorien. In Kombination mit Reis, Hirse oder Kartoffeln, gutem Öl und Kräutern können Sie hervorragende Gerichte zaubern.
Die Rezepte in diesem Buch können Sie für einen Entlastungstag beispielsweise so kombinieren:
Zum Frühstück Heidelbeer-Buttermilch-Smoothie *(siehe Seite 130)* oder etwas kalorienarmes Obst, zum Beispiel einen Apfel, eine Nektarine, eine Schale Beeren

Zum Mittagessen Kartoffelcurry mit Kichererbsen *(siehe Seite 141)* oder Haferspeise mit Lauch und Brokkoli *(siehe Seite 148)*
Zum Abendessen Kürbissuppe mit Cranberrybröseln *(siehe Seite 137)* oder Roter Heringssalat *(siehe Seite 133)*

Info

Bei den meisten Menschen treibt ein zu hoher Salzkonsum den Blutdruck in die Höhe. Es lohnt sich also, darauf zu achten.

Ein bisschen Salz darf sein

Salz ist – wie Wasser – lebensnotwendig und spielt eine wesentliche Rolle im Flüssigkeits- und damit im Blutdruckhaushalt *(siehe auch Seite 16)*.
Als untere Grenze für die Aufnahme von Salz wurde von der Deutschen Gesellschaft für Ernährung ein Referenzwert von 1,4 Gramm pro Tag festgelegt. Ein Wert, der bei normaler Ernährung nicht unterschritten wird.
Anders sieht es bei der Obergrenze aus: Laut WHO sollten wir täglich maximal 5, laut DGE maximal 6 Gramm Salz aufnehmen. Doch diese Menge wird oft deutlich überschritten. So nimmt ein Durchschnittsmann rund 10 Gramm Salz am Tag zu sich, eine Durchschnittsfrau immerhin noch 8,4 Gramm. Dabei spielt das Salz, mit dem wir unsere Gerichte würzen, die geringste Rolle. Vielmehr ist Salz in vielen verarbeiteten Lebensmitteln reichlich vorhanden, und zwar nicht nur in hochverarbeiteten Fertiggerichten, sondern auch in Brot, Wurst und Käse. Sie sind die Hauptquellen der täglichen Salzzufuhr, dabei nimmt das Brot als »Salzstreuer« eine Spitzenposition ein.[30] Die Deutschen nehmen knapp 30 Prozent ihrer täglichen Salzmenge nur durch Brot und Brötchen zu sich. Drei bis vier Scheiben Brot decken schon die Hälfte der empfohlenen Tagesmenge ab, kommen dann noch Wurst und Käse dazu, sind die als Maximum erwähnten 6 Gramm schnell erreicht.

Trinken für den Blutdruck

Alle Gewebe des Körpers enthalten mehr oder weniger viel Wasser, im Blut beträgt der Anteil etwa 90 Prozent. Allein in den Kapillaren, also unseren kleinsten Blutgefäßen, findet pro Minute ein Wasseraustausch von 55 Litern statt.
Um natürliche Wasserverluste auszugleichen, ist die Zufuhr von Flüssigkeit unerlässlich. Auch unser »hydraulisches« Herz-Kreislauf-System ist darauf angewiesen, damit alles wie am Schnürchen läuft. Befindet sich zu wenig Flüssigkeit im System, droht der Blutdruck abzufallen.

VORSICHT BRAUSETABLETTEN

Brausetabletten dienen quasi als Verpackung für manche Nahrungsergänzungsmittel wie Magnesium oder Kalzium. Damit sich Brausetabletten in Wasser auflösen, enthalten sie Natriumhydrogencarbonat – eine Verbindung, die bei Kontakt mit Wasser sprudelt. Dieses Natrium kann in nennenswerten Mengen zur täglichen Salzaufnahme beitragen. Die Verbraucherzentrale Nordrhein-Westfalen hat im Rahmen eines Marktchecks 72 verschiedene Präparate untersucht.[31] Das Ergebnis: Nur etwa die Hälfte der Produkte wies den Salz- oder Natriumgehalt überhaupt aus. Der durchschnittlich deklarierte Salzgehalt lag bei 0,67 Gramm pro Tagesdosis – der höchste gemessene Wert sogar bei 1,46 Gramm. Das entspricht fast einem Viertel der von der WHO empfohlenen maximalen Tagesmenge von 5 Gramm Salz.

Menschen mit Bluthochdruck sollten Brausetabletten möglichst meiden. Wenn eine Nahrungsergänzung notwendig ist, raten die Verbraucherschützer zu alternativen Darreichungsformen wie Kapseln.

Besonders schwierig ist bei einem Blutdruckabfall die Versorgung des Gehirns. Es muss gegen die Schwerkraft mit Blut versorgt werden und dafür ist ein entsprechender Blutdruck unerlässlich. Sinkt er zu stark, werden körpereigene Notsysteme aktiviert. Bei jüngeren Menschen wird das Problem über eine Steigerung der Herzfrequenz und der Pumpkraft des Herzmuskels gelöst. Bei älteren kommt es zu einer Erhöhung des Blutgefäßwiderstandes, was ebenfalls den Blutdruck stabilisiert. Diese Notsysteme können jedoch mitunter übersteuern – insbesondere bei Flüssigkeitsmangel –, sodass es in der Folge zu einem Bluthochdruck kommt. Eine Studie zeigte, dass bereits milder Flüssigkeitsmangel den systolischen Blutdruck um bis zu 7 Prozent und die Herzfrequenz um 5 Prozent erhöhen kann.[32] Problematisch wird es, wenn der Flüssigkeitsmangel länger anhält oder gar zum Dauerzustand wird. Dann passt sich der Körper an den dauerhaft erhöhten Blutdruck an, sodass sich der Sollwert des Blutdrucks nach oben verschiebt.

DAS WIRRWARR UM DIE RICHTIGE TRINKMENGE

Sie kennen sicher die Empfehlung, 2 Liter am Tag zu trinken. Inzwischen weiß man, dass das etwas differenzierter zu betrachten ist. Der Bedarf an Flüssigkeit ist sehr individuell und von vielen Faktoren abhängig. So benötigen Männer einen halben Liter mehr als gleichaltrige Frauen unter gleichen Bedingungen. Der Wasserbedarf steigt außerdem mit dem Körpergewicht, der Temperatur und der körperlichen Aktivität. Mit zunehmendem Alter und Körperfettanteil nimmt der Wasserbedarf hingegen ab.

Die Unterschiede zwischen den Geschlechtern und Altersgruppen spiegeln vor allem Unterschiede im Körperfettanteil wider, weil Fettgewebe weniger Wasser enthält als Muskeln und andere Organe. Unter anderem ist der Wasserbedarf deshalb bei Männern zwischen 20 und 30 Jahren am höchsten und nimmt dann ab. Bei Frauen bleibt er dagegen bis zum Alter von etwa 50 Jahren weitgehend gleich. Nur in der Schwangerschaft steigt er um knapp 0,7 Liter täglich.

Das einfachste Signal dafür, dass Sie etwas trinken sollten, ist das Durstgefühl des Körpers, das allerdings im Alter nachlässt. Oder Sie richten sich nach der Formel, nach der wir pro Kilogramm Körpergewicht täglich 30–40 Milliliter Flüssigkeit zu uns nehmen sollten – über Getränke und feste Nahrung. Rund 20–30 Prozent der täglichen Flüssigkeitsmenge nehmen wir dabei über Lebensmittel wie Obst, Gemüse oder Suppen auf. Wenn Ihnen das zu kompliziert ist, können Sie es auch wie ich machen: Ich trinke täglich 1,5–2 Liter, das ist über den Tag verteilt gut zu schaffen. Diese Trinkmenge gilt für gemäßigte Temperaturen und gemäßigte Bewegung. Wenn es heiß ist und/oder wenn Sie Sport machen, trinken Sie ruhig einen halben Liter mehr.

- *Trinken Sie morgens als Erstes ein großes Glas körperwarmes Wasser, am besten mit Zitrone, die auch noch blutdrucksenkend wirkt.*
- *Für mehr Geschmack können Sie Wasser mit Zitronenscheiben, Minzblättern oder Ingwer aromatisieren.*
- *Essen Sie viel wasserreiches Obst und Gemüse wie Gurken, Tomaten, Melonen.*

Tipp

Ein hilfreicher Indikator, ob Sie ausreichend Flüssigkeit zu sich genommen haben, ist die Farbe des Urins. Er sollte hellgelb sein.

Muskeln – meine Apotheke to go

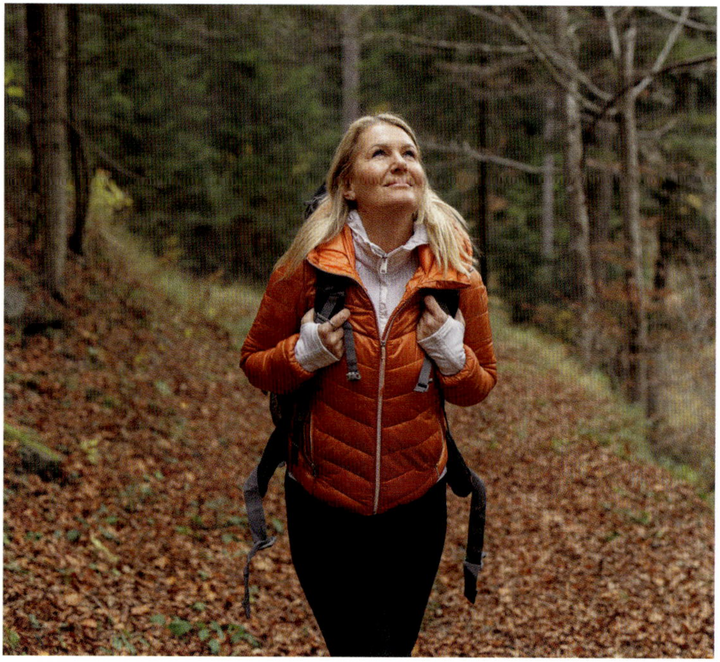

Bewegung ist gesund, das ist eine Binse. Und warum tun wir uns dann so schwer damit? Weil die wenigsten wissen, dass ihre Muckis die tollsten Medikamente produzieren, die man sich vorstellen kann, die sogenannten Myokine, hormonähnliche Botenstoffe, von denen alle Organe, das Immunsystem und sogar die Haut profitieren. Sie können im Krankheitsfall helfen und wirken natürlich vorbeugend gegen viele Krankheiten, wie Krebs, Diabetes, Bluthochdruck oder Erkrankungen des Herz-Kreislauf-Systems. Eine Apotheke, die Sie quasi immer bei sich tragen. Einzige Bedingung: Sie müssen Ihre Muskeln bewegen, um die Myokinproduktion anzuwerfen.

Am Anfang steht ein Test

»Grau ist jede Theorie«, lässt Goethe Mephisto in Faust I sagen. Recht hat er. Es geht nichts über die praktische Erfahrung. Und deshalb gibt es jetzt erst einmal den ultimativen Praxistest, der Ihnen schwarz auf weiß zeigt: Bewegung senkt den Blutdruck.
Wählen Sie für den Test am besten einen entspannten Tag am Wochenende. Er besteht aus einer Bewegungseinheit von 30 Minuten. Das kann ein Spaziergang sein, eine Radtour oder auch eine Laufrunde.
Sie messen vorher, während der Bewegung und danach Ihren Blutdruck *(siehe ab Seite 23)*.
Wenn Sie während der Bewegungseinheit messen, nehmen Sie den ersten Wert (ohne Ruhepause). Die gemessenen Werte tragen Sie in die nachstehende Tabelle ein.
Ich kann Ihnen jetzt schon verraten, welche Werte Sie erwarten: Der systolische Blutdruck steigt zu Beginn der Aktivität erst einmal an.

PRAXISTEST BLUTDRUCK

ZEITPUNKT DER MESSUNG	SYSTOLISCHER BLUTDRUCK/MMHG	DIASTOLISCHER BLUTDRUCK/MMHG
vor der Bewegung		
während der Bewegung (optional)		
10 Minuten nach der Bewegung		
1 Stunde nach der Bewegung		

Der diastolische Blutdruckwert – der Gefäßwert – sinkt schon während der körperlichen Aktivität, weil sich die Gefäße erweitern, um mehr Blut hindurchzulassen. Kommt Ihr Körper wieder zur Ruhe, normalisieren sich die Werte und der systolische Blutdruck sinkt dann sogar unter den anfangs gemessenen Ruhewert. Körperliche Aktivität senkt jedoch nicht nur den Blutdruck, es gibt noch weitere positive Nebeneffekte regelmäßiger Bewegung: Das Herz arbeitet mit der Zeit ökonomischer und wird dadurch geschont. Das Hirn wird besser durchblutet, was das Gedächtnis fitter macht. Außerdem werden Glückshormone freigesetzt und blutdrucksteigernde Hormone wie Adrenalin werden gesenkt.

Myokine – heilsame Botenstoffe aus der Muskulatur

Muskeln machen 40–50 Prozent unseres Körpergewichts aus und sind damit vom Volumen her unser größtes Organ. Sie sind so etwas wie der Motor für unseren Körper. Gehen, atmen, kauen, schlucken, schauen – alles hängt an der Muskulatur. Ohne Muskeln gibt

BEWEGUNG BELEBT DIE KAPILLAREN

Bei körperlicher Anstrengung steigt der Blutdruck und aktiviert – öffnet – viele zuvor geschlossene Kapillaren. So kann deutlich mehr Blut hindurchfließen. Die kleinen Blutgefäße erweitern und verlängern sich, ihre Gesamtoberfläche kann sich bis auf das 100-Fache vergrößern. In der beanspruchten Muskulatur bilden sich zudem neue Kapillaren und es entstehen durchblutungsfördernde Umgehungskreisläufe. Durch die enorme Oberflächenvergrößerung des gesamten Blutversorgungssystems sinkt der Blutdruck. So kann regelmäßiger Sport den Blutdruck systolisch/diastolisch etwa um 7/6 mmHg senken, in Einzelfällen sogar um 20/11 mmHg. Nicht zuletzt wird die Sauerstoffversorgung des gesamten Körpers verbessert und die Gefäße bleiben elastischer.

es keine Bewegung. Damit sie aber zuverlässig Leistung bringen, brauchen sie natürlich Nahrung und müssen vor allem selbst bewegt werden, sonst verkümmern sie ziemlich schnell. Das kennt jeder, der mal ein paar Tage im Bett liegen musste.
Doch Muskelstärkung ist nur eine Seite der Bewegungsmedaille. Seit 2007 weiß man, dass Muskeln auch das größte endokrine Organ des Menschen sind. Denn sie produzieren hormonähnliche Substanzen, sogenannte Myokine, die für den Menschen ganz unterschiedliche heilsame Wirkungen haben.
Myokine wirken lokal im Muskelgewebe, aber auch in allen übrigen Organsystemen, wohin sie über die Blutbahn transportiert werden. Sie verbinden sich mit speziellen Rezeptoren an den Zellmembranen, wo sie biochemische Reaktionen auslösen.
Das Myokin namens Musclin erhöht die Kraft der Muskelzellen im Herzen, indem es Bindegewebszellen daran hindert, starre Fasern ins äußerst flexible Herzmuskelgewebe einzubauen. Das Herz bleibt so elastischer und kann kräftiger schlagen. Aktivierte Muskelzellen verbessern auch die Funktion der Gefäße und wirken so arteriosklerotischen Veränderungen entgegen. Als Nebeneffekt senken sie den Blutdruck.
Die Myokine wirken überall: im Gehirn, in der Leber, im Darm und sogar in der Haut. Sie bremsen Entzündungen, fördern den Fettabbau, verbessern die Glukoseaufnahme und vieles mehr.
Damit die Muskeln Myokine produzieren können, müssen sie bewegt werden. Der aus dem Griechischen stammende Name weist darauf hin: »Mys« bedeutet Muskel und »kinema« Bewegung. Sowohl bei Dehnung als auch bei Kontraktion der Muskelfasern werden diese hormonähnlichen Stoffe ausgeschüttet. Herausgefunden hat das die dänische Medizinerin Bente Klarlund Pedersen von der Universität in Kopenhagen.[33] Eine wissenschaftliche Sensation.
Sie fand auch heraus, dass bei Ausdauersport andere Myokine gebildet werden als bei Krafttraining. Und logisch: Bauen wir Muskeln ab, hat das negative Auswirkungen auf die Organe, das Immunsystem oder Stoffwechselfunktionen.

EIN KLEINER BLICK IN DIE MYOKIN-APOTHEKE

Vermutlich gibt es etwa 600 Myokine, erforscht sind gerade einmal 50 von ihnen. Dazu gehören Brain-Derived Neurotrophic Factor (BDNF) oder Fibroblast growth factor (FGH) von dem es 21 verschiedene gibt. Eines der bekanntesten Myokine ist das Interleukin 6 (Il-6), das bei starker muskulärer Beanspruchung um das 100-Fache ansteigen kann. Werfen wir einen kurzen Blick auf die Wirkung einiger »Myokin-Medikamente«.

Apelin verbessert die Herzkontraktion und fördert die Gefäßerweiterung.
BDNF fördert das Wachstum neuer Nervenzellen, schützt Neuronen und Nervensynapsen vor Abbau, verbessert das Erinnerungs- und Lernvermögen und beugt Demenz vor.
FGF21 schützt die Herzmuskelzellen, wirkt entzündungshemmend und ist an der Regulierung des Fett-, Glukose- und Energiestoffwechsels beteiligt.
IL-6 wirkt stark entzündungshemmend, beeinflusst den Zucker- und Fettstoffwechsel positiv, erhöht kurzfristig die Herzleistung, fördert die Gefäßfunktion und ist gewichtsregulierend.
Irisin verbessert den Zucker- und Fettstoffwechsel und kann möglicherweise vor Alzheimer und anderen neurodegenerativen Erkrankungen schützen.

Wenig Aufwand – viel Effekt

Mit statischem Dehnen, isometrischen Übungen oder Japanischem Gehen haben Sie drei Bewegungsmodule an der Hand, die wis-

AUSDAUER ODER KRAFT? BEIDES ZÄHLT

Je nach Art der Belastung werden unterschiedliche Myokine gebildet. Bei Ausdauersport oder moderater Bewegung ist das beispielsweise Myonektin. Gezieltes Muskeltraining aktiviert wiederum Myostatin. BDNF, IL-6 oder Irisin werden sowohl bei Ausdauer- als auch bei Krafttraining gebildet.
Um den bestmöglichen Medikamentenmix zu produzieren, sollten Sie sich an die Empfehlungen der WHO halten: Danach sind rund 30 Minuten Bewegung pro Tag das Mindestziel. Das können ein Spaziergang, die Fahrradfahrt zur Arbeit oder im Sommer die Gartenarbeit sein. Noch besser ist es, wenn zwei bis zweieinhalb Stunden Kraft- und/oder Ausdauertraining in der Woche hinzukommen.
Aktivieren Sie auf diese Weise täglich Ihre Selbstheilungskräfte.

senschaftlich belegt den Blutdruck senken.
Die Vorteile: Sie müssen nicht ins Fitnessstudio, brauchen keine zusätzlichen Geräte, sind zeitlich flexibel (einige Übungen kann man auch mal in der Mittagspause machen) und es kostet kein Geld. Zudem sind alle hier beschriebenen Bewegungsangebote für jedes Fitnesslevel geeignet, selbst wenn man – wie bei den isometrischen Übungen – im Sekundenbereich beginnt. Jede Bewegung zahlt auf Ihr Gesundheitskonto ein.

EIN BISSCHEN DEHNEN MUSS SEIN

Dehnübungen lockern nicht nur die Gelenke, sondern steigern die Beweglichkeit, sorgen für geschmeidige Faszien und – wissenschaftlich erwiesen – für elastische Blutgefäße.[34] So kann einer arteriellen Steifigkeit vorgebeugt beziehungsweise eine bestehende reduziert werden. Messbar sinken die Ruheherzfrequenz (HR) und der diastolische Blutdruck (DBP) nach der Dehnungseinheit.
Zum Training für das Herz-Kreislauf-System wird statisches Dehnen empfohlen. Ein paar einfache Übungen finden Sie auf den folgenden Seiten.

Die Technik

Beim Dehnen wird ein Muskel oder eine Muskelgruppe gezielt in eine Position gebracht, in der angenehme, moderate Spannung entsteht. Diese Position wird gehalten: für Anfänger 15–30 Sekunden lang, Fortgeschrittene können bis zu 60 Sekunden und länger verharren.

Die Wirkung

Alle Übungen haben Effekte auf mehreren Ebenen. Es freuen sich neben den Gefäßen auch die durch Sitzen und Bildschirmarbeit oft vernachlässigten Muskeln und Muskelgruppen in Nacken, Schulter und Rücken, dass sie endlich beansprucht werden.

ISOMETRISCHES TRAINING

»Muskeln anspannen und nicht bewegen« – das ist die Kurzbeschreibung für eine Form des Krafttrainings, das in der Fachsprache isometrisches Training genannt wird. Die Muskeln werden lediglich angespannt, die Muskulatur wird also weder verkürzt noch gedehnt.
In einer großen Studie[35] konnten britische Wissenschaftler der Canterbury Christ Church University nachweisen, dass Sport insgesamt einen blutdrucksenkenden Effekt hat. Beim Vergleich verschiedener Trainingsmethoden (Ausdauersport, hochintensives Intervalltraining usw.) schnitt isometrisches Training besonders gut bei der Blutdrucksenkung ab. Der systolische Wert sank bei den Probanden, die zwei Wochen lang trainierten, im Schnitt um etwa 8 mmHg, der diastolische um 4 mmHg.

Fünf einfache Dehnübungen für den Alltag

Diese einfachen Dehnübungen können Sie fast überall und jederzeit machen. Für einen schnellen Effekt sollten Sie die Übungen mindestens 7 Minuten lang machen – also einmal alle hintereinander. Für eine langfristige Verbesserung der Herz- und Gefäßfunktionen wird empfohlen, sie fünfmal die Woche 15 Minuten lang zu absolvieren.

NACKENDEHNUNG

1 Setzen Sie sich auf einen Stuhl oder stehen Sie aufrecht, mit leicht gebeugten Knien.

2 Neigen Sie den Kopf zur Seite und ziehen Sie ihn mit der Hand leicht nach unten (nicht reißen!).

3 Lassen Sie die andere Schulter nach unten sinken.

4 Halten Sie diese Position so lange, wie Sie können, dann wechseln Sie die Seite.

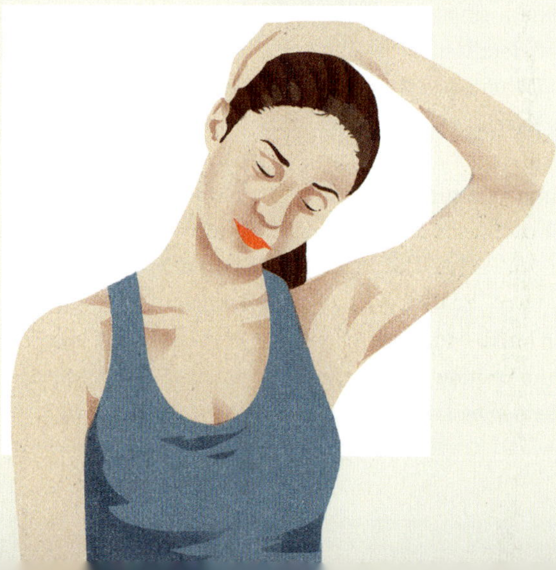

BRUST- UND SCHULTER-DEHNUNG

1 Sie stehen aufrecht, mit leicht gebeugten Knien.
2 Verschränken Sie die Hände locker hinter dem Rücken. Dann strecken Sie die Arme und ziehen sie leicht nach hinten.
3 Nun die Brust öffnen und die Schultern zurückziehen.
4 Halten Sie diese Position 30 Sekunden oder länger, dabei tief atmen.

RÜCKENDEHNUNG

1 Setzen Sie sich auf die Stuhlkante, der Körper ist aufgerichtet.
2 Strecken Sie beide Arme nach vorn und machen Sie den Rücken rund (Katzenbuckel).
3 Senken Sie den Kopf leicht, der Blick geht auf den Boden.
4 Halten Sie diese Position 30–60 Sekunden, dabei ruhig atmen.

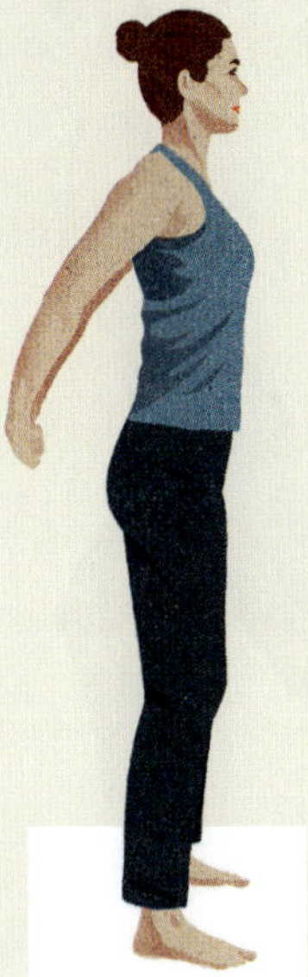

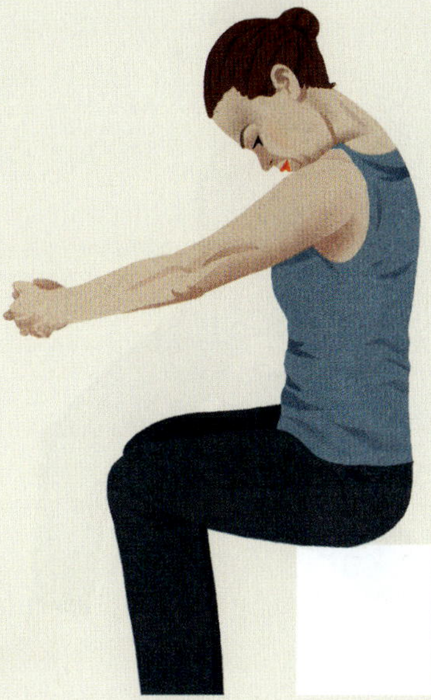

DEHNUNG DES HÜFTBEUGERS

1 Machen Sie einen Ausfallschritt nach vorn.
2 Schieben Sie das Becken leicht nach vorn und lehnen Sie den Oberkörper nach hinten.
3 Spüren Sie den Hüftbeuger des hinteren Beins und halten Sie diese Position mindestens 30 Sekunden. Dann wechseln Sie die Seite.

WADENDEHNUNG

1 Stellen Sie sich vor eine Wand.
2 Stützen Sie beide Hände gegen die Wand und strecken Sie ein Bein nach hinten. Die Ferse bleibt am Boden.
3 Spüren Sie die Dehnung in der Wade und halten Sie diese Position 30 Sekunden. Dann wechseln Sie die Seite.

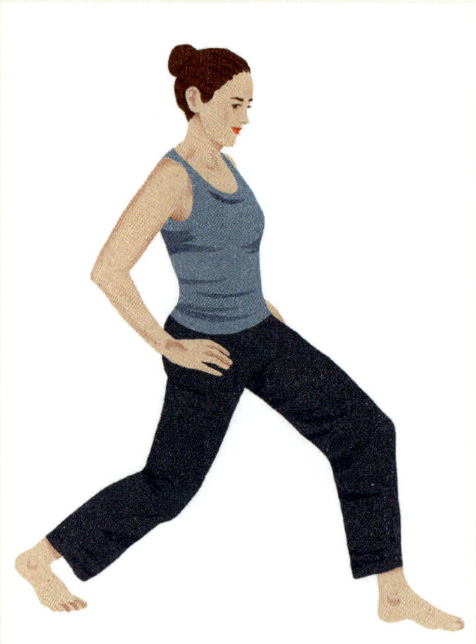

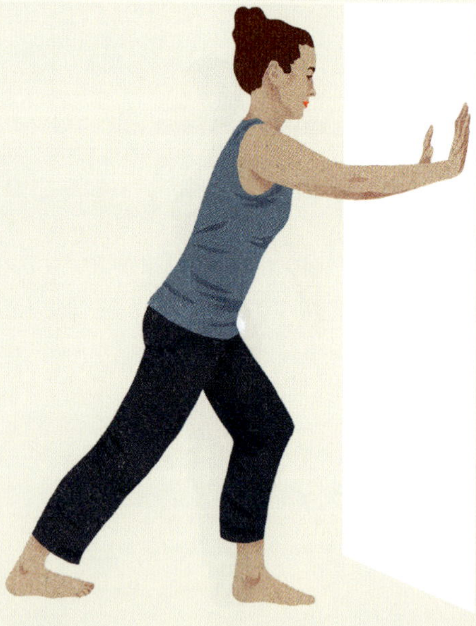

Der Unterarmstütz und das Wandsitzen sind zwei isometrische Übungen, die als Top-Blutdrucksenker gelten. Die Anleitungen finden Sie auf den folgenden Seiten.

Die Technik

Bei isometrischen Übungen stemmt man sich grundsätzlich mit der Hand, dem Fuß oder dem Arm gegen einen unbeweglichen Gegenstand, etwa gegen eine Wand oder den Fußboden. Die entsprechende Position wird für einen bestimmten Zeitraum gehalten und dies wird mehrfach wiederholt.
Wie lange Sie die Muskeln bei isometrischen Übungen anspannen, hängt auch von Ihrem Trainingszustand ab. Grundsätzlich geht es hier darum, die Dauer zu steigern.
Die Zahl der Wiederholungen können Sie ebenfalls steigern, wenn sich die Muskeln an die Belastung gewöhnt haben. Das Training ist umso effektiver, je länger man in einer Übung verharrt.

JAPANISCHES GEHEN

Eine ausgesprochen alltagstaugliche und wirksame Bewegungsform ist das sogenannte Intervallgehen, auch »Japanisches Gehen« genannt. Diese Methode eignet sich besonders gut für (Wieder-)Einsteiger in sportliche Aktivitäten. Entwickelt wurde sie von den Professoren Hiroshi Nose und Shizue Masuki von der Shinshu-Universität in Matsumoto – ursprünglich als Trainingsmaßnahme für ältere Menschen.[36]
Japanisches Gehen senkt nicht nur den Blutdruck, sondern lässt auch überflüssige Pfunde purzeln, was es für unsere Zwecke perfekt macht. Sie erinnern sich: Jedes Kilogramm weniger ist ein zusätzlicher Blutdrucksenker. Auch Fett- und Zuckerstoffwechsel profitieren von Bewegung jeglicher Art.

Die Technik

Es ist ganz simpel: Beim Japanischen Gehen wechseln sich Intervalle von schnellem und langsamem Gehen ab. Sie gehen 3 Minuten langsam, sodass Sie sich noch problemlos unterhalten können, darauf folgen 3 Minuten sehr schnelles Gehen, bei dem es eher schwierig wird, sich zu unterhalten.
Die empfohlene Gehzeit beträgt insgesamt 30 Minuten, das macht unterm Strich 5 × 3 Minuten langsames und 5 × 3 Minuten sehr schnelles Gehen.
Idealerweise praktizieren Sie das Japanische Gehen viermal pro Woche.

Zwei Top-Blutdrucksenker aus der Isometrie-Übungskiste

Wissenschaftler haben zwei isometrische Übungen identifiziert, die besonders effektiv den Blutdruck senken: den Unterarmstütz und das Wandsitzen. Die Empfehlung des Münchner Kardiologen Prof. Martin Halle lautet: Absolvieren Sie dreimal pro Woche vier Einheiten Unterarmstütz oder Wandsitzen – jeweils für 2 Minuten. Starten Sie mit etwa 30 Sekunden pro Übung und versuchen Sie, sich täglich um 5–10 Sekunden zu steigern.

WANDSITZEN

1 Stellen Sie sich aufrecht und mit geradem Rücken an eine Wand.
2 Die Arme hängen locker an der Seite, liegen an der Wand oder sind vor der Brust gekreuzt, wie Sie mögen.
3 Rutschen Sie nun gerade an der Wand hinunter, indem Sie mit den Füßen langsam nach vorn laufen. Der Rücken bleibt dabei ununterbrochen in Kontakt mit der Wand.
4 Wenn Ihre Beine beziehungsweise Knie im rechten Winkel sind, sind Sie in der richtigen Position angekommen – so als würden Sie auf einem Stuhl sitzen.
5 Versuchen Sie, 20–30 Sekunden in dieser Haltung zu bleiben – oder auch etwas länger. Nach einer kurzen Pause folgen ein bis zwei Wiederholungen.

Wirkung

+ Diese Übung trainiert insbesondere die Muskelgruppen der Oberschenkel.

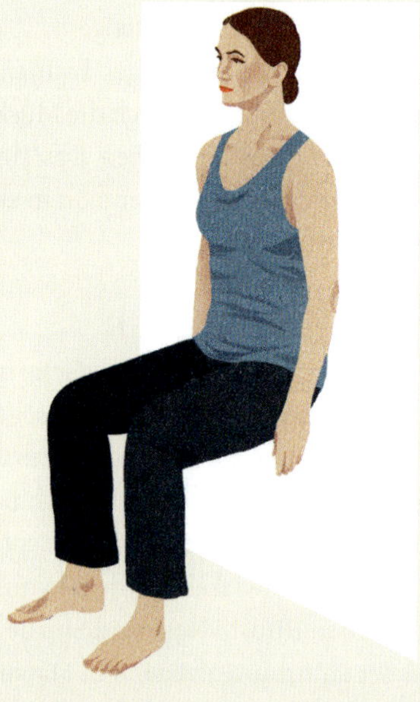

UNTERARMSTÜTZ

1. Legen Sie sich auf den Bauch und stützen Sie sich auf den Unterarmen ab. Die Schultern befinden sich über den Ellenbogen, die Hände liegen auf dem Boden.
2. Stellen Sie die Zehenspitzen auf, die Beine sind lang ausgestreckt, die Füße etwa hüftbreit auseinander.
3. Heben Sie Bauch und Gesäß an, nun berühren nur noch Unterarme und Fußspitzen den Boden.
4. Spannen Sie den Körper an, sodass er eine gerade Linie bildet. Das heißt, Sie fallen weder ins Hohlkreuz noch wird das Gesäß nach oben gestreckt.
5. Bleiben Sie für 20–30 Sekunden in dieser Position (oder so lange, wie Sie es schaffen), dann legen Sie den Körper ab und machen eine kurze Pause. Anschließend zwei- oder dreimal wiederholen.

Wirkung

+ Mit dem Unterarmstütz trainieren Sie den ganzen Körper, insbesondere Bauch- und Rumpfmuskulatur.

Tipp

Die Übung wird etwas leichter, wenn Sie die Knie am Boden lassen – Ihre Bauchmuskeln trainieren Sie trotzdem.

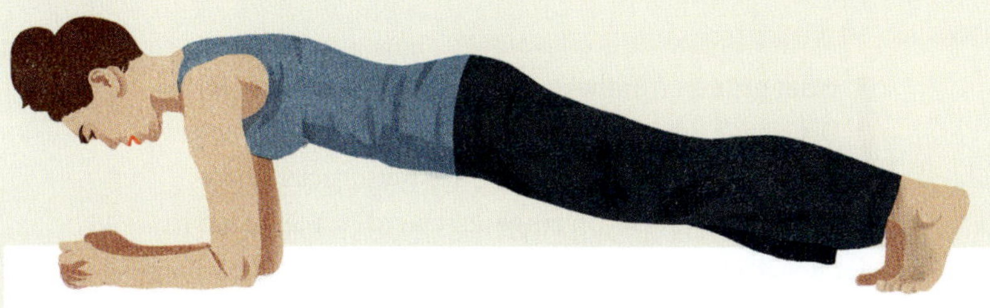

Hilfe aus der Pflanzenapotheke

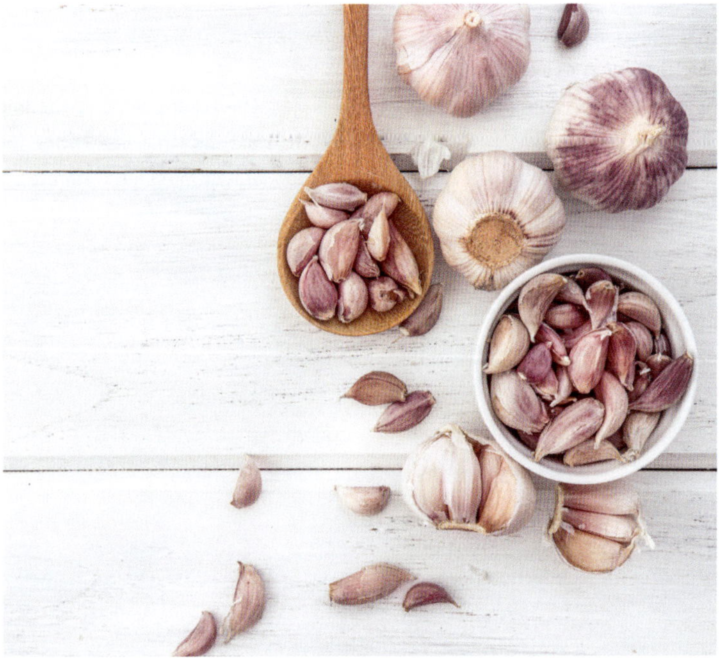

In der grünen Apotheke gibt es einige Kräutlein, die Druck aus dem System nehmen. Sie können bei milden Formen zur Regulierung des Blutdrucks beitragen oder zur Prävention eingesetzt werden. Sie haben in der Regel leicht blutdrucksenkende oder beruhigende Effekte und sind eine gute Ergänzung zu anderen natürlichen Blutdrucksenkern aus dem Bereich Ernährung, Wassertherapie oder Bewegung.

Traditionelle Mittel

Hier beschreibe ich die wichtigsten pflanzlichen Arzneimittel, die dafür sorgen, dass der Blutdruck nicht in die Höhe schießt. Sie wirken entweder stressmindernd, weil beruhigend, und haben dadurch eine positive Wirkung auf die Blutdruckregulation oder sie wirken direkt im Gefäßsystem.

DER STINKER KNOBLAUCH

Es sind vor allem die schwefelhaltigen sekundären Pflanzenstoffe Alliin beziehungsweise Allicin sowie schwefelfreie Saponine und Adenosin, die Knoblauch so wertvoll für das Herz-Kreislauf-System machen.

Wirkung: blutdrucksenkend, cholesterinsenkend, hemmt die Bildung von Blutgerinnseln (antithrombotisch), verbessert die Gefäßelastizität, wirkt außerdem antibiotisch und antioxidativ

Anwendung: zur Prävention von Bluthochdruck , bei leicht erhöhtem Blutdruck, als Begleittherapie bei Bluthochdruck, Arteriosklerose sowie erhöhten Blutfettwerten sowie zur Vorbeugung altersbedingter Gefäßerkrankungen

Dosierung: Empfohlen wird die Einnahme von 3–4 frischen Knoblauchzehen über den Tag verteilt oder 900–1200 Milligramm eines Fertigpräparates nach Packungsbeilage.

Nebenwirkung: Bei den hohen Dosen ist der typische Knobi-Geruch auch bei Fertigpräparaten nicht zu vermeiden. Dem können Sie mit Ingwer entgegenwirken, der ein sehr guter Geruchskiller ist. Einfach auf einem kleinen Stück frischem Ingwer rumkauen.

Info

Achtung: Wenn Sie »Gerinnungshemmer« einnehmen und regelmäßig viel Knoblauch essen, kann es zu einer verlängerten Blutungszeit bei Verletzungen oder operativen Eingriffen kommen.

DIE SAGENUMWOBENE MISTEL

Ihre Früchte werden im Dezember reif, nicht nur das macht die Mistel zu etwas Besonderem. Vorsicht: Die kleinen weißen Kullerchen sind giftig. Als Halbschmarotzer macht es sich die Mistel auf einer Wirtspflanze bequem und entzieht ihr Wasser sowie Nährstoffe. Den Galliern galt sie als Symbol des ewigen Lebens, Druiden verehrten die Mistel als die heiligste aller Pflanzen. In der Schweiz ist sie bis heute Symbol der Fruchtbarkeit. Wichtige Inhaltsstoffe sind Mistellektine, Viscotoxine sowie Oligosaccharide. Die Mistel wirkt leicht blutdrucksenkend. Besonders in

Info

Setzen Sie die Mistel niemals vorbeugend gegen Erkrankungen ein, sondern immer ergänzend zu einer akuten medizinischen Behandlung. Nicht in der Schwangerschaft und während der Stillzeit anwenden.

Kombination mit Weißdorn wird sie als herzstärkendes Mittel eingesetzt.
Wirkung: beruhigend, blutdrucksenkend, entzündungshemmend, harntreibend, krampflösend

WICHTIG

Die hier beschriebenen pflanzlichen Heilmittel ersetzen keine medikamentöse Therapie. Sie dürfen auf keinen Fall lebenswichtige Medikamente (Antidiabetika, Herzmedikamente, Blutdrucksenker etc.) eigenständig absetzen oder die Dosierungen verändern. Bitte immer Rücksprache mit dem Arzt halten!

Anwendung: über einen längeren Zeitraum anwenden, damit sich der leicht blutdrucksenkende Effekt einstellt
Dosierung: als Fertigpräparat (auch in Kombination mit Weißdorn erhältlich) nach Packungsbeilage einnehmen
Tee: Aus der Mistel wird ein Kaltauszug (Mazerat) hergestellt, damit die giftigen Stoffe (Viscotoxine) nicht im Wasser gelöst werden. Dafür 1 Teelöffel Mistelkraut (Apotheke) mit 1 Tasse kaltem Wasser übergießen und bei Zimmertemperatur 10 Stunden ziehen lassen, danach abseihen. Zum Trinken können Sie den Auszug auch auf Trinktemperatur erwärmen. Täglich 1–2 Tassen trinken.

DER GÖTTLICHE OLIVENBAUM

Der Olivenbaum soll ein Geschenk der Götter sein und wird mit Frieden, Weisheit sowie Wiedergeburt assoziiert. Die in den Blättern enthaltenen bioaktiven Stoffe sind gut für das Herz, die Gefäße und auch für das Immunsystem. Eine der wichtigsten Komponenten ist das Oleuropein, ein Polyphenol, das hilft, den Blutdruck auf natürliche Weise zu senken und Herz-Kreislauf-Erkrankungen vorzubeugen.
Wirkung: antioxidativ, antidiabetisch, entzündungshemmend, gefäßerweiternd und damit blutdrucksenkend, immunstärkend
Anwendung: als Extrakt in Kapsel, Dragee oder in flüssiger Form

Dosierung: Die Standarddosis zur Blutdrucksenkung liegt bei 1000 Milligramm Oleuropein täglich. Die Einnahme erfolgt nach Packungsbeilage.
Tee: Lassen Sie 1 Esslöffel getrocknete Olivenblätter (Apotheke) 10 Minuten lang in heißem Wasser ziehen, dann abseihen. Für einen besseren Geschmack nach Belieben mit Zitrone, Minze und/oder etwas Honig verfeinern.

DAS HEXENKRAUT SCHLANGENWURZ

Mitte des 16. Jahrhunderts brachte der deutsche Arzt Leonhard Rauwolf (1535–1596) getrocknete Pflanzenteile des Indischen Schlangenwurzes aus dem Orient mit. Zu seinen Ehren erhielt die Pflanze 1703 den Namen Rauvolfia serpentina. In Indien, wo die Pflanze Sarpagandha heißt, wird sie seit Jahrhunderten gegen Schlangenbisse, Fieber, Durchfall und zur Beruhigung eingesetzt. Sie enthält rund 60 Alkaloide, darunter die Hauptwirkstoffe Reserpin und Rescinnamin.
Mitte des 20. Jahrhunderts isolierte der Schweizer Chemiker Emil Schlittler (1906–1979) das Reserpin, das bald zur Behandlung von Bluthochdruck und Psychosen verwendet wurde. Wegen Nebenwirkungen wie Müdigkeit, depressiver Verstimmung oder Potenzstörungen wird Rauwolfia heute jedoch nur noch selten therapeutisch eingesetzt.
Wirkung: angstlösend, beruhigend, blutdrucksenkend (Wirkungseintritt nach 2–3 Wochen)
Anwendung: Rauwolfia ist verschreibungspflichtig und sollte nur unter ärztlicher Aufsicht eingenommen werden.

DER DORNIGE WEISSDORN

Weißdorn wurde in vergangenen Jahrhunderten als Schutzpflanze verehrt. Undurchdringliche, dornige Hecken sollten räuberische Tiere, Unwetter oder ungebetene Gäste abhalten. Und auch in Mythen und Märchen wie dem »Dornröschen« kommt dem Weißdorn diese Funktion zu. Seine Bedeutung für den Schutz des Herzens und zur Regulierung des Blutdrucks wurde erst im 20. Jahrhundert erkannt. Zu den heilsamen Stoffen zählen bestimmte Procyanidine und Flavonoide, organische Säuren und Triterpencarbonsäuren. Die Blüten enthalten außerdem Amine. Die Pflanze hat zwar keine eigenständige blutdrucksenkende Wirkung, zeigt aber insbesondere eine günstige Wirkung auf das Herz von Hochdruckpatienten: Die Durchblutung des Herzens und der Herzgefäße nimmt zu, der periphere Gefäßwiderstand senkt sich und die subjektiven Beschwerden der Herzinsuffizienz bessern sich.
Wirkung: blutdruckregulierend, herzstärkend, schlaffördernd
Dosierung: Empfohlen wird eine Tagesdosis von 300–900 Milligramm, die man mindestens sechs Wochen lang einnehmen sollte.

Fertigpräparate nach Packungsbeilage einnehmen. Bei gravierenden Herzbeschwerden bitte vorher Rücksprache mit dem Arzt halten.
Tee: 1 Teelöffel Weißdornblüten und -blätter mit 250 Millilitern heißem Wasser übergießen und zugedeckt 15 Minuten ziehen lassen. Danach abseihen und eventuell mit Honig süßen. Trinken Sie drei- bis viermal täglich 1 Tasse.
Eine Teemischung mit Mistel und Baldrian verstärkt die stressmindernde Wirkung:
30 Gramm Weißdornblüten und -blätter,
20 Gramm Melissenblätter, 40 Gramm Baldrianwurzel und 40 Gramm Mistelkraut in der Apotheke mischen lassen. 1 Teelöffel der Mischung mit 250 Millilitern kochendem Wasser übergießen und ca. 8 Minuten ziehen lassen. Der Tee wird morgens und abends ungesüßt getrunken.
Nach sechs Wochen legen Sie bitte eine Pause von zwei Wochen ein, bevor Sie dieselbe Mischung wieder trinken.

Aromatherapie – duftende Blutdrucksenker

Machen wir nun einen kleinen Ausflug in eine grüne Apotheke der besonderen Art, nämlich in die Aromatherapie und damit in die Welt der ätherischen Öle und ihrer heilsamen Düfte. Die Aromatherapie ist ein offizieller Teil der Phytotherapie und sie arbeitet mit hoch konzentrierten pflanzlichen Vielstoffgemischen und somit starken Drogen, wie pflanzliche Teile zur Herstellung von Arzneimitteln im Apothekerdeutsch heißen. In ägyptischen Grabbeigaben fand man Gefäße mit aromatischen Ölen, die noch nach Jahrtausenden einen intensiven Duft verströmen. Das zeigt eindrücklich, welche Kraft in solchen konzentrierten Pflanzendrogen steckt. Deshalb werden sie in der Regel nur stark verdünnt angewendet, egal, ob innerlich oder äußerlich.

ÄTHERISCHE ÖLE UND IHRE WIRKUNG

Ätherische Öle werden aus den Duftdrüsen der Pflanzen extrahiert. Ihre Bezeichnung »ätherisch« verdanken sie der Tatsache, dass sie sehr leicht und flüchtig sind. Bereits Avicenna (980–1037 n. Chr.), einer der frühesten Ärzte, beschrieb die medizinische Wirkung von Essenzen und ihre Anwendung als Therapeutikum. Der heutige Begriff Aromatherapie geht auf den französischen Chemiker und Parfümeur René Maurice Gattefossé (1881–1950) zurück *(siehe Seite 108)*.
Viele Öle enthalten starke antibiotische Substanzen und helfen im Kampf gegen Bakterien, Pilze oder Viren. Manche stimulieren uns und machen munter, andere wirken angstlösend, beruhigend oder schlaffördernd.
Die Öle beruhigend wirkender Heilpflanzen haben häufig auch einen positiven Einfluss auf einen bestehenden Bluthochdruck. Dazu

zählen Echtes Sandelholz, Lavendel, Majoran süß, Muskatellersalbei, Neroli, Römische Kamille und Ylang Ylang.
Grundsätzlich wirken fast alle Öle, die reich an Monoterpenen (natürlichen Duftstoffen) sind, stark entspannend und damit auch oft leicht blutdrucksenkend im Sinne von regulierend. Sie sind allerdings nicht zur (alleinigen) Therapie von erheblich erhöhtem Blutdruck geeignet, können aber als Begleittherapie eine wertvolle Unterstützung sein.

DIE VERSCHLUNGENEN WEGE DER DÜFTE

Lange dachte man, der Weg über die Riechzellen der Nase ins Riechzentrum des Gehirns sei der einzige Zugang der Duftstoffe zum Körper. Doch dem ist nicht so. Auch ohne »Schnüffelei« oder Einatmen entfalten Duftmoleküle ihre Wirkung. So gelangen sie über das Essen und Trinken, aber auch durch Einreiben über die Haut direkt in unser Blut und damit in alle Zellen und Gewebe des Körpers. Und dort wiederum treffen sie auf Rezeptoren, die auf sie ansprechen.
Denn – was lange Zeit nicht bekannt war – in allen (!) Körperzellen und damit Organen gibt es Rezeptoren für ganz spezielle Duftstoffe. Zum Beispiel regt der Duft des Thymians (Thymol) die Darmtätigkeit an und der von Sandelholz (Sandalore) bringt die Hautzellen dazu, sich schneller zu teilen.

Wie Duftmoleküle im Gehirn wirken

Im Gehirn kann der sogenannte GABA-Rezeptor von verschiedenen chemischen Substanzen beeinflusst werden. Neben den klassischen Schlaf- und Beruhigungsmitteln, die alle über das Blut ins Gehirn gelangen und dort am GABA-Rezeptor eine schlaffördernde, beruhigende, angstlösende Wirkung entfalten, haben auch ganz bestimmte Duftmoleküle eine ähnliche Wirkung.
Der renommierte Zellphysiologe und Duftforscher Prof. Hanns Hatt und sein Team von der Ruhr-Universität Bochum konnten 30 Duftstoffe identifizieren, die ebenfalls an die GABA-Rezeptoren andocken und so als Beruhigungs- oder Schlafmittel wirken. Am bekanntesten ist der Lavendel, aber auch die Gardenie oder der Weihrauch zählen dazu. In manchen Fällen ist der Duftstoff sogar stärker wirksam als Valium.
Werden die GABA-Rezeptoren hingegen blockiert, beispielsweise durch Menthol oder Cineol aus dem Eukalyptus und der Minze, bleibt der Mensch wach und aktiv.
Und manche Duftstoffe wirken – je nach Situation – sowohl belebend als auch beruhigend. Dazu zählen die Düfte von Zitrusfrüchten. So enthalten viele Anti-Stress-Rezepte zum Beispiel Bergamotte, Mandarine, Orange oder Zitrus. Bergamotte ist im Geruch eher verhalten, Orange und Zitrus haben eine deutliche Zitrusnote.

EINE ZUFÄLLIGE ENTDECKUNG

Es geschah 1910, als sich der französische Parfümeur René Maurice Gattefossé bei Arbeiten in einem Labor seiner Kosmetikfirma die Hand bei Experimenten verbrannte. Er tauchte sie in das nächstgelegene Gefäß mit Flüssigkeit, was zufällig ätherisches Lavendelöl war. Er beobachtete erstaunt, dass die Brandwunde schnell verheilte und auch nur kleine Narben zurückblieben. Diese Erfahrung brachte ihn dazu, sich intensiver mit ätherischen Ölen zu befassen. Während des Ersten Weltkriegs wurden Verletzte von ihm in einem Militärkrankenhaus mit den antiseptisch wirkenden ätherischen Ölen von Lavendel, Thymian, Zitrone und Nelken behandelt. Er stellte fest, dass die Wundheilungsrate deutlich besser war als bei der Behandlung mit herkömmlichen Mitteln. In zahlreichen Veröffentlichungen dokumentierte er seine Erkenntnisse und prägte 1920 den Begriff der Aromatherapie.

FRAUEN SCHNUPPERN ANDERS ALS MÄNNER

Untersuchungen zeigen: Es gibt geschlechtsspezifische Unterschiede im Geruchssinn. Gerüche werden von Frauen oftmals besser erfasst und identifiziert, sie merken sich Gerüche auch besser als Männer und reagieren in der Regel sensibler darauf. Aber Ausnahmen bestätigen auch hier die Regel. So empfinden Männer laut einer kleinen Pilotstudie[37] den Duft des ätherischen Öls der Römischen Kamille signifikant angenehmer als Frauen. Das erklärt vermutlich, warum dieses ätherische Öl bei Männern den diastolischen Blutdruck in der Studie besser senken konnte als bei Frauen. Die Probandinnen und Probanden inhalierten über eine Duftlampe. Dafür wurden 2 Tropfen Römische Kamille auf 10 Milliliter Wasser gegeben.
In einer anderen Studie[38] wurde die Wirkung einer Mischung von ätherischen Ölen bei Frauen mit Bluthochdruck im Alter zwischen 40 und 59 Jahren getestet. Sie erhielten über mehrere Wochen einmal pro Woche eine

Aroma-Massage mit einer Mischung aus Ölen von Lavendel, Ylang Ylang, Majoran und Neroli – Mischverhältnis in Tropfen 20:10:15:2. Diese Menge wurde mit einem Trägeröl zu einem 3-prozentigen Massageöl gemischt. Die Teilnehmerinnen der Studie cremten sich zusätzlich einmal täglich mit einer Körperlotion ein, die ebenfalls diese ätherischen Öle enthielt.
Die Studie ergab, dass die Behandlung eine deutliche Senkung des systolischen Blutdrucks und eine verbesserte Schlafqualität brachte.

RÖMISCHE KAMILLE

Die Römische Kamille duftet wie Apfel oder Ananas, also ganz anders als die hiesige Deutsche Kamille. Überliefert ist, dass der Duft schon zu Zeiten der Klostermedizin zur Behandlung von psychischen Problemen genutzt wurde. Römische Kamille enthält seltene Ester- und verschiedene Buttersäureverbindungen. Sie ist hilfreich bei nervös bedingten körperlichen Beschwerden, wirkt angstlösend, hilft, das Gedankenkarussell zu stoppen und zu entspannen.

WER DARF BEHANDELN?

Wie Sie ätherische Öle bei sich zu Hause einsetzen, erfahren Sie auf den folgenden Seiten. Für eine medizinische Therapie mit ätherischen Ölen braucht es jedoch eine spezielle Ausbildung. Nur Ärzte oder Heilpraktiker mit der Zusatzbezeichnung »Aromatherapeut(in)« dürfen eine solche Therapie anbieten.
Im Bereich der Prävention, also der Beratung gesunder Menschen, können alle Aroma- oder Gesundheitsberater ihre Dienste anbieten und auch Massagen durchführen.

MASSEINHEITEN IN MILLILITER UND TROPFEN

Ätherische Öle werden zwar in Fläschchen verkauft, auf denen die Menge des Inhalts in Millilitern ausgewiesen ist, aber die Angaben für Rezepturen erfolgen üblicherweise in Tropfen. Es handelt sich um hoch konzentrierte Essenzen und meist genügt eine geringe Menge davon, um eine Wirkung zu erzielen. Als Orientierung gilt: 1 Milliliter ätherisches Öl entspricht 20–25 Tropfen. Bei Rezeptur-Angaben in Milliliter für eine einmalige Anwendung sollten Sie stutzig werden. Sie sind möglicherweise fehlerhaft oder weisen auf die Verwendung von verfälschten Produkten hin.

Das tut mir gut – Bäder, Lotionen, Raumdüfte

Wohlfühlmomente, mit denen Sie gleichzeitig etwas für Ihre Gesundheit tun, können Sie ganz einfach in den Alltag integrieren. Tagsüber reicht es oft, ein wenig zu »schnüffeln«, um Stressmomente abzubauen. Abendliche Bäder oder Einreibungen sorgen für erholsamen Schlaf. Dies alles sind wichtige Säulen, um den Blutdruck in Schach zu halten.

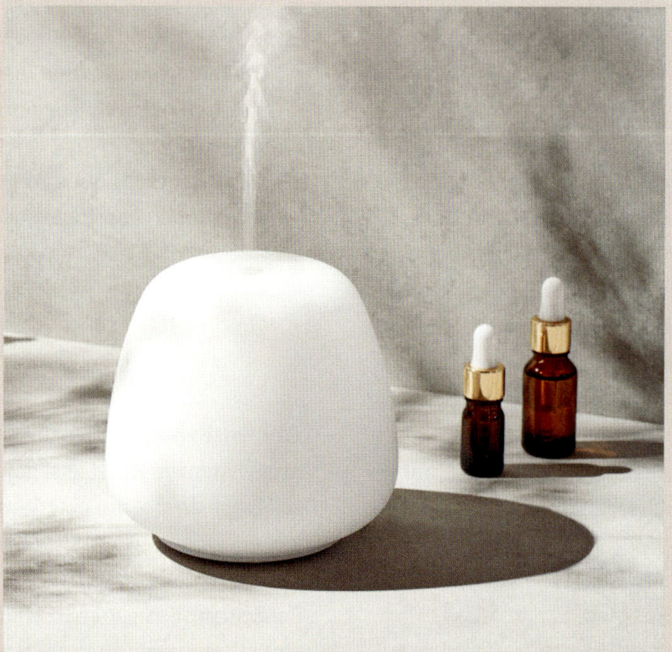

INHALIEREN MIT DUFTLAMPE ODER DIFFUSER

Am einfachsten ist die Anwendung von Aromaölen in einer Duftlampe. Achten Sie darauf, dass genügend Abstand zwischen der Wärmequelle (Teelicht) und dem Schälchen für das Wasser-Öl-Gemisch vorhanden ist, damit die Mischung nicht zu heiß wird und das Öl verbrennt. Reinigen Sie das Schälchen, wenn sich Ränder gebildet haben.

Die Dosierung hängt vom Öl und der Größe des zu beduftenden Raums ab. Von sehr flüchtigen Ölen (z. B. Zitrusöl) kann man für ein 25 Quadratmeter großes Zimmer bis zu 10 Tropfen ins Schälchen geben. Bei »schwereren« Ölen, ist weniger mehr. So zeigt eine Studie mit Römischer Kamille, dass schon 2 Tropfen in einer Duftlampe ausreichten, um eine Wirkung zu erzielen. Tasten Sie sich langsam ran.

Ein Diffusor hat den Vorteil, dass das Öl nicht erhitzt wird und deshalb die chemische Zusammensetzung unverändert bleibt (Anwendung nach Gebrauchsanweisung). Für einen besseren Schlaf können Sie das Schlafzimmer zum Beispiel 15–30 Minuten vor dem Zubettgehen mit Lavendel beduften.

HANDINHALATION UND ATEMÜBUNG

Um sich zwischendurch ohne viel Aufwand zu entspannen, ist die Handinhalation ideal. Sie können sie tagsüber nach Bedarf anwenden. Einfach 1 Tropfen ätherisches Öl auf die Hand geben und über etwa 30 Sekunden lang einatmen. Gut geeignet sind Lavendel, Römische Kamille oder Ylang Ylang.

Die Handinhalation können Sie mit einer schönen Atemübung verbinden. Zum Beispiel mit der 4-2-6-Atmung: Sie atmen durch die Nase ein und zählen innerlich langsam bis vier, halten den Atem für 2 Sekunden an und atmen schließlich langsam durch die Nase aus, während Sie bis sechs zählen.

Wichtig ist dabei vor allem das lange Ausatmen, das besonders beruhigend wirkt. Das Herz schlägt langsamer, der Blutdruck wird gesenkt und der für Entspannung zuständige Teil des Nervensystems (Parasympathikus) wird aktiviert. Sogar mitten im Chaos.

Tipp

Für unterwegs ist ein Riechstift sehr gut geeignet. Solche Stifte gibt es zum Selbstbefüllen für kleines Geld zu kaufen. Innenliegend befindet sich ein Vlies, auf das Sie bis zu 5 Tropfen eines Öls Ihrer Wahl geben.

YLANG YLANG – DER EXOT AUS DEN TROPEN

Ylang Ylang wird aus den Blütenblättern des großen tropischen Baumes gleichen Namens gewonnen. Übersetzt bedeutet der Name »Blume der Blumen«. Das Öl hat einen sehr intensiven, süßen, blumigen Duft und ist einer der Hauptbestandteile des legendären Parfüms Chanel No. 5.
Sein regulierender Effekt auf den Bluthochdruck beruht unter anderem darauf, dass Ylang-Ylang-Öl die Ausschüttung von verschiedenen Hormonen beeinflusst. Eines davon ist das Serotonin, das auch für die Spannungszustände der Blutgefäßwände mitverantwortlich ist. Mehr Serotonin mindert die Gefäßwandspannung. Das ändert auch den Druck innerhalb der Kapillaren, wodurch der Blutdruck sinkt. Das wichtigste Hormon, dessen Produktion von dem Öl angeregt wird, ist das Endorphin, das »Glückshormon«. Ylang-Ylang-Öl hat somit eine aufhellende Wirkung auf das Gemüt, was sich wiederum positiv auf den Blutdruck auswirkt.

WOHLFÜHLBÄDER UND MASSAGEN

Ein warmes Bad ist an sich eine Wohltat und senkt den Blutdruck *(siehe Seite 55)*. Angereichert mit entspannenden Düften ist der Wohlfühl- und Entspannungseffekt nicht zu toppen. Während des Bades gelangen die winzig kleinen Duftmoleküle der ätherischen Öle nicht nur über die Atemluft, sondern auch über die Haut in den Körper. Nach einem Vollbad kann man die Terpene, also Bestandteile der Öle, noch nach mehr als 5 Stunden in der Ausatemluft oder im Blut nachweisen.
Ätherische Öle sind nicht wasserlöslich. Damit sie sich im Wasser gut verteilen, müssen sie emulgiert werden. Als Emulgatoren dienen fetthaltige Milchprodukte wie Sahne sowie Honig und Salz. Sahne kommt vor allem bei Voll- und Halbbädern zur Anwendung, Honig und Salz sind bei kleineren Anwendungen eine Alternative.

Badeöl

Auf 100 Milliliter eines Basisöls (z. B. Mandel- oder Jojobaöl) kommen 60–75 Tropfen ätherische Öle. Eine sehr angenehme Mischung ist zum Beispiel Lavendel, Ylang Ylang und Neroli. Sie können aber auch nur Lavendel nehmen oder andere entspannende Öle kombinieren. Für ein Vollbad verrühren Sie 2 Esslöffel der Mischung kurz vor dem Baden mit Sahne und geben es zum Badewasser.

Badesalz

Vermischen Sie 200 Gramm grobes Meersalz mit 2 Esslöffeln Natron (optional, macht das Wasser weicher), dazu geben Sie 1 Teelöffel eines Trägeröls (z. B. Jojoba-, Mandel- oder Sonnenblumenöl).
Diese Basis wird mit Düften versehen. Zum Beispiel: 6 Tropfen Lavendel, 3 Tropfen Mandarine rot (oder ein anderer Zitrusduft) und 2 Tropfen Ylang Ylang. Alles gut vermischen und in einem luftdichten Glas aufbewahren. Es hält sich 3–6 Monate. Für ein Vollbad geben Sie 3–4 Esslöffel Badesalz in die Wanne.

Massageöle

Für ein Massageöl vermischen Sie die ätherischen Öle, die Sie verwenden möchten, mit 100 Millilitern Trägeröl.
Eine schöne Mischung für Stressabbau und innere Ruhe: 15 Tropfen Lavendel, 10 Tropfen Majoran süß und 6 Tropfen Weihrauch.

TRÄGERÖL

Da ätherische Öle sehr intensiv sind, werden sie in der Aromatherapie mit einem Trägeröl – auch Basisöl genannt – verdünnt. Das verhindert bei Anwendung auf der Haut Reaktionen wie Hautreizungen, Juckreiz oder Trockenheit.
Trägeröle sind geruchsarme oder geruchsneutrale Pflanzenöle. Gut geeignet sind Mandelöl, Jojobaöl, Kokosöl oder auch einfaches Sonnenblumenöl.

GEEIGNETE ÄTHERISCHE ÖLE

Diese ätherischen Öle wirken entspannend und leicht blutdrucksenkend. Sie eignen sich für Inhalationen sowie für Badezusätze und Massageöle: Echtes Sandelholz, Lavendel, Majoran süß, Muskatellersalbei, Neroli, Römische Kamille, Ylang Ylang, Weihrauch, Mandarine rot

Rhythmen und Rituale

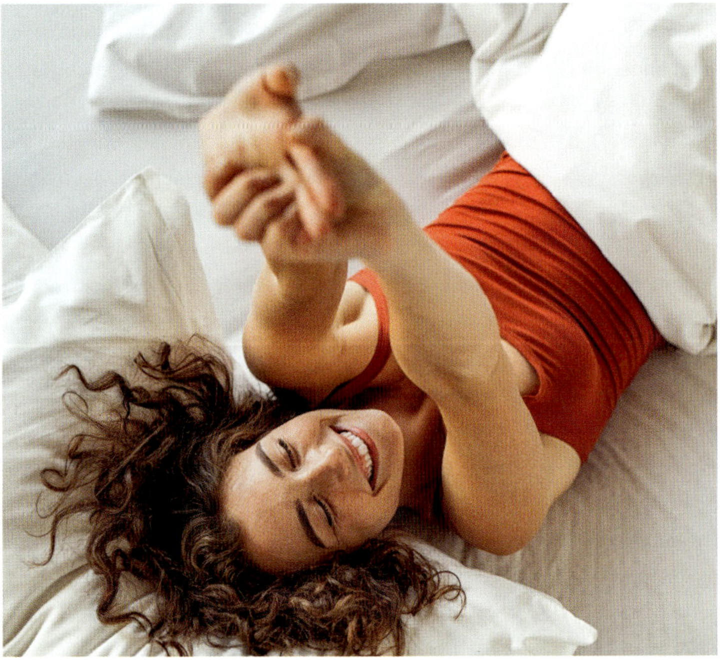

Unser Leben ist eingebettet in Rhythmen: vom Herzschlag über Atemzyklen, Hochs und Tiefs des Stoffwechsels bis zum Blutdruck. Der wichtigste Taktgeber für uns ist der Schlaf-Wach-Rhythmus. Wird der über einen längeren Zeitraum gestört, kommen all diese Systeme durcheinander, auch der Blutdruck.

So tickt die innere Uhr

Der Mensch ist der größte Uhrenladen der Welt, wir haben genau genommen Milliarden innerer Uhren. Heute weiß man, dass sämtliche Zellen unseres Organismus über eine »kleine Uhr« verfügen, Zahnrädchen im großen Hauptuhrwerk, das zuverlässig von Genen gesteuert wird. Und da hat alles seine Zeit und seine Ruhephasen. Auch der Blutdruck hat in einem 24-Stunden-Rhythmus sein Auf und Ab. So steigt er morgens zwischen 4 und 5 Uhr allmählich an und bleibt tagsüber auf »Leistungsniveau«. Am frühen Abend beginnt er zu sinken und zwischen 22 und 1 Uhr nachts ist er auf ein Minimum reduziert. Gerade für Schichtarbeiter ist das ein Problem. Durch diese Desynchronisation der natürlichen Rhythmen sind sie unter anderem überdurchschnittlich von hohem Blutdruck und demzufolge Herz-Kreislauf-Erkrankungen betroffen.

UNSERE INNERE UHR IM VERLAUF DES TAGES

2–4 Uhr: Die Körpertemperatur und der Adrenalinspiegel befinden sich auf dem niedrigsten Niveau. Körperliche und geistige Leistungsfähigkeit sind auf dem Tiefpunkt. Es ist sozusagen biologische Mitternacht. Gleichzeitig laufen verschiedene Regenerationsprozesse.

4 bis 6 Uhr: Kritische Zeit für Asthmatiker, die Lungenbronchien sind jetzt am engsten. Der Blutdruck steigt allmählich.

Ab 6 Uhr: Aufwachzeit. Unsere innere Uhr stellt sich auf Leistung ein. Cortisol wird ausgeschüttet. Die Fruchtbarkeit ist hoch. Der Herzschlag beschleunigt sich und der Blutdruck steigt weiter, um uns leistungsbereit zu machen.

8 bis 10 Uhr: Die Schmerzempfindlichkeit ist gering. Der Cortisolspiegel ist hoch und damit auch die Gefahr für einen Herzinfarkt.

10 bis 12 Uhr: Gehirn und Körper laufen auf Hochtouren. Wir sind hellwach und topfit.

12 bis 13 Uhr: Der Blutdruck ist hoch, das Immunsystem macht Pause. Magen und Darm bilden Verdauungssäfte. Beste Zeit fürs Mittagessen. Die Körpertemperatur ist am höchsten.

13 bis 15 Uhr: Mittagstief. Die Leistungsfähigkeit sinkt um 20 Prozent. Vorsicht, Unfallgefahr!

15 bis 16 Uhr: Die Leistungs- und Konzentrationsfähigkeit steigt wieder. Der Gehalt an körpereigenen Schmerzmitteln, den Endorphinen, ist hoch, die Schmerzempfindlichkeit sinkt.

16 bis 17 Uhr: Das Immunsystem ist hoch aktiv. Gute Zeit für sportliche und geistige Betätigung.

17 bis 19 Uhr: Der Blutdruck beginnt zu sinken. Die Leber ist besonders gering durchblutet, also schlecht gewappnet, um Alkohol abzubauen.

Ab 19 Uhr: Der Körper schaltet auf Sparflamme. Blutdruck und Puls sinken weiter.

Ab 20 Uhr: Die Leber kann jetzt besser Alkohol abbauen. Unsere Reaktionszeit verlängert sich, die Körperreaktionen werden langsamer. Die Vorbereitung auf die Nachtruhe beginnt.

22 bis 2 Uhr: Der Melatoninspiegel steigt auf ein Vielfaches. Stoffwechsel, Blutdruck, Herzschlag und Körpertemperatur sind auf ein Minimum reduziert.

DER NÄCHTLICHE REGENERATIONSMODUS

Während tagsüber viele Körperprozesse vor allem vom Sympathikus, dem »Leistungsnerv«, gesteuert werden, übernimmt der Parasympathikus, der »Entspannungsnerv«, abends und während des Schlafs das Zepter. Er ist zuständig dafür, dass nachts Herzfrequenz und Blutdruck gesenkt werden, damit wir Energie tanken für den neuen Tag. Andererseits heizt der Parasympathikus in dieser Zeit die Verdauung und Entgiftung – also ein großes Reinigungs- und Erholungsprogramm – an.

GLEICHMASS ALS MEDIZIN

Ein Gleichmaß in der Lebensordnung ist die beste Medizin, um Störungen in diesem rhythmischen Auf und Ab von Körperprozessen und damit auch stressbedingtem Bluthochdruck vorzubeugen. Das betrifft vor allem die Regelmäßigkeit von Schlafen und Wachen. Wer schon einen Bluthochdruck hat, unterstützt durch einen regelmäßigen Tagesablauf und ausreichend Schlaf von 7 Stunden und mehr die natürlichen Rhythmen. Schlafmangel wiederum führt über kurz oder lang zu Bluthochdruck. Wer dauerhaft weniger als 6 Stunden schläft, hat ein um 70 Prozent erhöhtes Risiko für Bluthochdruck.

Aber auch (regelmäßige) Mahlzeiten, körperliche und soziale Kontakte und Aktivitäten sind starke Zeitgeber und damit wichtige Regulatoren für die innere Uhr und unsere Gesundheit.

Rituale für mehr Gelassenheit

Der Körper ist ein Gewohnheitstier und liebt Rhythmen, auf die er sich einstellen kann. Fantastische Helfer auf diesem Weg sind Rituale. Sie sind Anker in unserem Leben und dienen der Rhythmisierung zeitlicher und sozialer Abläufe. Manche begleiten uns ein Leben lang, andere prägen bestimmte Lebensabschnitte. Rituale geben uns Halt und vermitteln Geborgenheit.

Reservieren Sie bei Ihren Tages- und Wochenplanungen auch immer (Ritual-)Zeiten für entspannende Freizeit und Muße, um aus dem Leistungs- in den Entspannungsrhythmus zu kommen.

Zahlreiche Ideen, wie Sie sich entspannen können, finden Sie in diesem Ratgeber. Ich habe die heilende Wirkung von Wasser, Bewegung oder der Aromatherapie beschrieben sowie viele weitere Anregungen gegeben. Im hektischen Alltag hilft schon eine kleine Stimulation des Vagusnervs, unseres Entspannungsnervs, um den Blutdruck wieder sinken zu lassen *(siehe Seite 46 f.)*.
Probieren Sie das ein oder andere Angebot für mehr Ruhe und Entspannung aus. Integrieren Sie jene, die Ihnen besonders guttun, in den Alltag und entwickeln Sie daraus Ihre persönlichen Rituale. Vielleicht wird es morgens immer der kalte Knieguss, mittags die kleine Übung im Büro und abends ein Spaziergang oder eine Yogaeinheit. Dazu kommen mittwochs ein Saunabesuch und freitags ein Spieleabend. Aber auch Gartenarbeit, Lesen, Handarbeiten, Tanzen oder im Chor singen sind gute Möglichkeiten, den Schalter umzulegen – die Hauptsache ist eine gewisse Regelmäßigkeit. Sie wissen ja, wir sind Gewohnheitstiere.

WAS BRINGT EIGENTLICH ENTSPANNUNG?

Wir benötigen Entspannung, um geistige oder körperliche Erregungszustände zu verringern beziehungsweise zu regulieren. Mit unterschiedlichen Methoden – vom buchstäblichen Teetrinken bis zu gezielten Entspannungstechniken – geht es darum, den Parasympathikus, also den Gegenspieler des Leistungsnervs Sympathikus, zu aktivieren, um so aus dem Erregungs- in den Erholungsmodus zu kommen.

Wirkung auf den Körper:

~ *Senkung der Herzfrequenz*
~ *Senkung der Atemfrequenz*
~ *Senkung des Blutdrucks*
~ *Muskelentspannung*

Wirkung auf die Psyche:

~ *Verbesserung des Wohlbefindens*
~ *verbesserte Konzentrationsfähigkeit*
~ *allgemeine Zufriedenheit*
~ *Ausgeglichenheit*
~ *Senkung des Stressempfindens*

Entspannungsmomente im Alltag organisieren

Oft reichen ein paar Minuten, um den Stresspegel zu senken, manchmal sollte man sich aber auch etwas mehr Zeit nehmen, um die Selbstregulation des Körpers zu unterstützen.

SUMMEN, SINGEN ODER »OM« TÖNEN

Der vordere Vagus-Ast *(siehe Seite 46)* ist mit der Muskulatur rund um den Kehlkopf verbunden. Daher wird er unter anderem durch Summen oder Singen stimuliert, indem verschiedene Muskelgruppen in dem Bereich angesprochen werden. Außerdem wird die Atmung durch diese Aktivitäten verlangsamt, was sich ebenfalls positiv auf die Herzfrequenz und den Blutdruck auswirkt.

Summen

Setzen Sie sich aufrecht hin, so als ob ein Faden an Ihrem Scheitel den Kopf sanft nach oben zieht. Der Blick ist nach vorn gerichtet. Lassen Sie Ihre Schultern locker, wenn Sie mögen, schließen Sie die Augen. Ihre Lippen liegen leicht aufeinander. Ihre Zunge liegt entspannt im unteren Mundraum. Sie atmen in Ihrem Rhythmus durch die Nase ein und wieder aus und beobachten den Atem einige Züge lang.

Atmen Sie nun ganz bewusst tief durch die Nase ein und summen beim Ausatmen wie eine Biene oder Hummel. Versuchen Sie, das Ausatmen in die Länge zu ziehen. Eventuell vibrieren die Lippen dabei.
Führen Sie die Übung mindestens 3 Minuten durch, gerne auch länger.

Tipp

Befinden Sie sich im Alltag in einer stressigen Situation, können Sie auch eine Ihrer Lieblingsmelodien vor sich hin summen.

Vokale singen

Die Vokale a, u und o aktivieren unterschiedliche Muskelgruppen im Kopfbereich, da jeder Vokal andere Bewegungen von Lippen, Kiefer und Zunge erfordert.
Suchen Sie sich einen Platz, an dem Sie ungestört sind und Ihre Stimme klingen lassen

können. Stehen Sie entspannt, die Füße hüftbreit, die Schultern locker. Atmen Sie tief in den Bauch ein.
Singen Sie laut AAA – AAA – AAA, weit und offen wie ein Lächeln. Dann OOO – OOO – OOO, die Lippen sind dabei locker und geschürzt. Beim UUU – UUU – UUU – sind die Lippen zum Kussmund geformt.
Wiederholen Sie das Ganze 3- bis 5-mal. Im nächsten Schritt können Sie die Vokale verbinden.

»OM« tönen

Das OM-Mantra besteht aus drei Klängen: A, U und M. Man kann statt OM also auch AUM schreiben, wobei es stets mit einem langen O ausgesprochen wird.
Suchen Sie sich eine bequeme Position, Sie können sitzen oder stehen. Schließen Sie die Augen und atmen Sie tief ein und wieder aus. Spüren Sie, wie sich Schultern und Gesicht entspannen.
Atmen Sie noch einmal tief ein – und beginnen Sie beim Ausatmen mit dem Klang AAA… Spüren Sie, wie der Ton den Brustraum öffnet. Lassen Sie den Klang fließend in das UUU… übergehen. Dabei runden sich die Lippen, der Klang zieht nach vorn, in Mund und Kopf. Spüren Sie der Vibration im Gesicht nach. Nun folgt ein sanftes MMM… Die Lippen sind geschlossen, der Klang summt im ganzen Kopf. Halten Sie den Ton so lange, wie der Atem reicht. Atmen Sie anschließend still ein und spüren Sie nach. Wiederholen Sie diesen Zyklus 3- bis 5-mal.

EINE HEILIGE SILBE

Das Mantra OM zählt in der altindischen Sprache zu den heiligen Silben. Es symbolisiert mit den drei Silben A, U und M den Klang des Universums. Als vierter Teil wird oft die Stille danach gezählt.
Das bewusste Tönen von OM hilft, den Gedankenstrom zu beruhigen. Der Fokus richtet sich nach innen. Die Vibration beim Tönen von OM aktiviert den Vagusnerv, beruhigt das Nervensystem und fördert die Entspannung, denn OM versetzt auch die Gehirnwellen-Frequenzen in einen Zustand tiefer Ruhe.

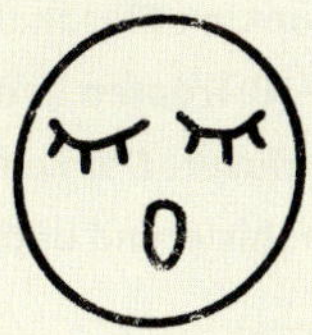

Ab in den Wald

Shinrin Yoku, das »Eintauchen in den Wald«, wird in Japan seit den Achtzigerjahren zur Gesundheitsvorsorge eingesetzt. Inzwischen ist dieses Entspannungsritual unter dem Namen Waldbaden bei uns bekannt geworden. Es ist eine Form der Mind-Body-Medizin, die über den Geist Einfluss auf den Körper nimmt und Stress abbaut. Etwa 60 000 Gedanken beschäftigen Menschen täglich, viele werden als negativ empfunden. Das bewusste Erleben der Natur mit allen Sinnen ist eine Möglichkeit, dieses Gedankenkarussell zu unterbrechen und zur Ruhe zu kommen.

SO GEHT'S

Suchen Sie sich einen schönen Platz im Grünen, an dem Sie eine Weile bleiben möchten. Konzentrieren Sie sich auf die unmittelbare Umgebung und lassen Sie sich von den Dingen fesseln. Betrachten Sie ein Blatt, das im Wind schaukelt, streichen Sie mit der Hand über eine knorrige Baumrinde, lauschen Sie dem vielstimmigen Waldgeflüster und nehmen Sie bewusst Gerüche wahr.
Schließen Sie zwischendurch die Augen und konzentrieren Sie sich auf den Atem.
Nur wenige Minuten täglich mit allen Sinnen die Natur erleben, ist Medizin für Körper, Geist und Seele.

Tipp

Zaubern Sie mit einem Duftmix etwas Waldatmosphäre ins Büro oder ins Wohnzimmer. Mischen Sie 50 Tropfen Fichtennadelöl und 50 Tropfen Bergamotteöl in einem kleinen dunklen Fläschchen zusammen. Geben Sie 7–10 Tropfen in die Duftlampe oder einen Diffuser. Der Duft wirkt ausgleichend, harmonisierend und zugleich energetisierend.

Besser in den Schlafmodus kommen

Nicht einschlafen können oder nachts wach werden und dann wiederum Einschlafprobleme zu haben, gehört zu den häufigsten Schlafstörungen. Schlechter Schlaf wiederum lässt den Blutdruck steigen. Hier ein paar Tipps, die Ihnen dabei helfen, sanft in Morpheus' Arme zu sinken.

WASSER ZUR BERUHIGUNG

Im Kapitel »Wasser marsch« finden Sie etliche Anwendungen, die sich auch als Einschlafhilfe eignen. Dazu zählen das warme Vollbad, das warme Fußbad, das temperaturansteigende Fußbad sowie der kalte Knieguss. Eine weitere sehr gute Einschlafhilfe sind die sogenannten kalten Socken. Dafür tauchen Sie ein Paar Baumwollsocken in kaltes Wasser, wringen sie leicht aus und ziehen sie an, darüber dann ein Paar Wollsocken. Nur bei vorher warmen Füßen anwenden.

LAVENDELÖL

Setzen Sie Ihrem abendlichen Bad Lavendelöl zu. Für ein Vollbad 25 Tropfen mit etwas Sahne vermischen und ins Badewasser rühren. Sie können auch 2–3 Tropfen ätherisches Lavendelöl aufs Kopfkissen geben.

BALDRIANWEIN

Geben Sie in ein gut verschließbares Glas mit 1 Liter Fassungsvermögen 30 Gramm getrocknete Baldrianwurzel. Für einen besseren Geschmack können Sie etwas Melisse dazugeben. Füllen Sie das Glas je nach Vorliebe mit einem halbtrockenen Weiß- oder Rotwein auf. Lassen Sie den Ansatz zwei Wochen auf der Fensterbank ziehen und schütteln ihn öfter mal durch. Danach abseihen und eventuell mit Zucker oder Honig etwas süßen. Trinken Sie vor dem Schlafengehen ein Likörglas Baldrianwein.

ATEMÜBUNGEN FÜRS BETT

Ich stelle Ihnen hier meine zwei liebsten Atemübungen fürs Bett vor.

Übung 1: Legen Sie die Hände auf den Bauch und achten Sie während des Einschlafens nur auf Ihren Atem. Nehmen Sie das Heben und Senken des Bauchs beim Atmen wahr und spüren Sie, wie die Luft beim Ein- und Ausatmen durch die Nase strömt und der Atem durch den Körper fließt. Selbst im Schlaf wirkt diese Meditation noch nach.

Übung 2: Legen Sie sich bequem hin und schließen Sie die Augen. Lassen Sie den Atem kommen und gehen. Zählen Sie bei jedem Ausatmen von zehn herunter, bis Sie bei null ankommen. Nehmen Sie sich Zeit dafür. Wenn Sie die Null erreicht haben, lenken Sie Ihre Aufmerksamkeit nacheinander auf Ihre Hände. Erspüren Sie, was die Handflächen, jeder einzelne Finger und der Handrücken empfinden. Geben Sie sich nun die Erlaubnis, alle Muskelspannung aus den Händen und Fingern zu lassen. Genießen Sie das einsetzende wohlige Gefühl von Entspannung so lange, wie es für Sie angenehm ist oder bis Sie in den Schlaf sinken.

Musikalische Rhythmen als Blutdrucksenker

Es gibt vielfältige Wege, über »richtige Rhythmen« gestörte Rhythmen wieder in Balance zu bringen. Eine Möglichkeit ist das Hören von Musik, denn sie beeinflusst das vegetative Nervensystem, das auch unser Herz-Kreislauf-System kontrolliert. Über diesen Weg hat die Musik indirekten Einfluss auf die Herz- und Atemfrequenz sowie auf den Blutdruck und unsere Hormone.

In mehreren Studien, die der Kardiologe und international bekannte Organist Prof. Joachim Trappe durchführte, konnte er einige Stücke ausmachen, die im Hinblick auf Blutdrucksenkung besonders effektiv sind.[39]

So senkt Bachs Orchestersuite Nr. 3 den Blutdruck im Durchschnitt systolisch um 7,5 und diastolisch um 4,9 mmHg. Auch die Herzfrequenz ging um etwa sieben Schläge pro Minute zurück. Nach dem Ende des Hörerlebnisses steigen die Werte wieder an, aber langsam.

Auch Mozarts Sinfonie Nr. 40 g-Moll und Tänze von Johann Strauss führten in einer Studie von 2016 zu einer deutlichen Senkung der Herzfrequenz, des Blutdrucks und des Cortisolspiegels (Letzterer besonders bei Strauss), die Musik von ABBA jedoch nicht.[40]

Die Wirkung ist unter anderem auf das Gleichmaß, wenige Änderungen in Rhythmus und Lautstärke und das Fehlen von gesungenen Worten zurückzuführen.

WELCHE MUSIK FÜR WELCHE WIRKUNG?

Hier eine Empfehlung der Deutschen Herzstiftung, welche Musikstücke besonders gut wirken.

Beruhigende Herz-Kreislauf-Musik

- *Tomaso Albinoni: Adagio g-Moll für Orgel und Streicher*
- *Johann Sebastian Bach: Brandenburgische Konzerte (BWV 1046–1051)*
- *Bach: Kantate 147 (Herz und Mund und Tat und Leben) (BWV 147)*
- *Bach: Air (aus der Orchestersuite Nr. 3) (BWV 1068)*
- *Bach: Das wohltemperierte Klavier (alle Fugen) (BWV 846–869)*
- *Arcangelo Corelli: Adagio*
- *Georg Friedrich Händel: Wassermusik »Ankunft der Königin von Saba« (aus dem Oratorium »Solomon«)*
- *Wolfgang Amadeus Mozart: Andante mit Variationen g-Dur (KV 501)*
- *Giuseppe Tartini: Adagio cantabile*

Musik zur Entspannung, Stärkung des Immun- und Nervensystems

- *Johann Sebastian Bach: Goldberg-Variationen (BWV 988)*
- *Ludwig van Beethoven: Mondscheinsonate (op. 27, Nr. 2) Klavierkonzerte Nr. 4 g-Dur (op. 58)*
- *Frédéric Chopin: Fantasie-Impromptu (op. 66) Nocturnes*
- *Claude Debussy: La Mer*
- *Wolfgang Amadeus Mozart: Sinfonie Nr. 40 g-Moll, 2. Satz (KV 550)*
- *Maurice Ravel: Klaviertrio a-Moll*
- *Camille Saint-Saëns: Symphonie Nr. 3 c-Moll (op. 78)*

Empfehlenswerte digitale Angebote

Sie möchten sich im Internet weitergehend über Bluthochdruck informieren? Hier ein paar empfehlenswerte unabhängige Plattformen.

www.hochdruckliga.de

Die Deutsche Hochdruckliga e. V. setzt sich dafür ein, dass möglichst viele Betroffene von ihrer Krankheit erfahren und möglichst viele gute Werte erreichen. Alle relevanten Informationen rund um das Thema sind auf der Website zu finden, dazu mehrsprachiges Infomaterial zum Herunterladen sowie Verbraucherinformationen zu Blutdruckmessgeräten und App-Angeboten. Außerdem gibt es Videos und Podcasts. Sehr empfehlenswert ist die Playlist »HochdruckTV« auf dem YouTube-Kanal der Deutschen Hochdruckliga: www.youtube.com/@hochdruckliga.

www.bluthochdruck-uni.de

Neu ist die »Bluthochdruck Universität«, ein kostenfreies, digitales Angebot der Deutschen Hochdruckliga e. V. für Betroffene, Angehörige und Interessierte. Sie besteht aus zwei sich ergänzenden Angeboten.

Fachvorträge von Expertinnen und Experten: Alle zwei Monate findet eine einstündige Online-Veranstaltung mit einem medizinischen Fachvortrag zu wechselnden Themen statt.

Digitale Selbsthilfegruppe – moderierter Austausch auf Augenhöhe: Diese richten sich an alle, die sich im geschützten Rahmen mit anderen Betroffenen austauschen möchten, und wird in den Monaten zwischen den Vorträgen angeboten.

www.herzstiftung.de

Die Deutsche Herzstiftung klärt über Herzerkrankungen auf, fördert die patientennahe Herzforschung und engagiert sich in der Hilfe für herzkranke Kinder. Ausführliche Informationen sind auf der Website sowie in Podcasts und Videos zu finden.

www.gesundheitsinformation.de

Das Institut für Qualität und Wirtschaftlichkeit im Gesundheitswesen (IQWiG) informiert auf seiner Plattform.

www.naturundmedizin.de

Natur und Medizin e. V., die Mitgliederorganisation der Carstens-Stiftung, macht die Forschungsergebnisse dieser Stiftung der Bevölkerung zugänglich. Infos zu Bluthochdruck: www.naturundmedizin.de/top-10-bei-bluthochdruck und in der Reihe »Beste Hilfe aus der Natur«: www.youtube.com/@NaturundMedizineV

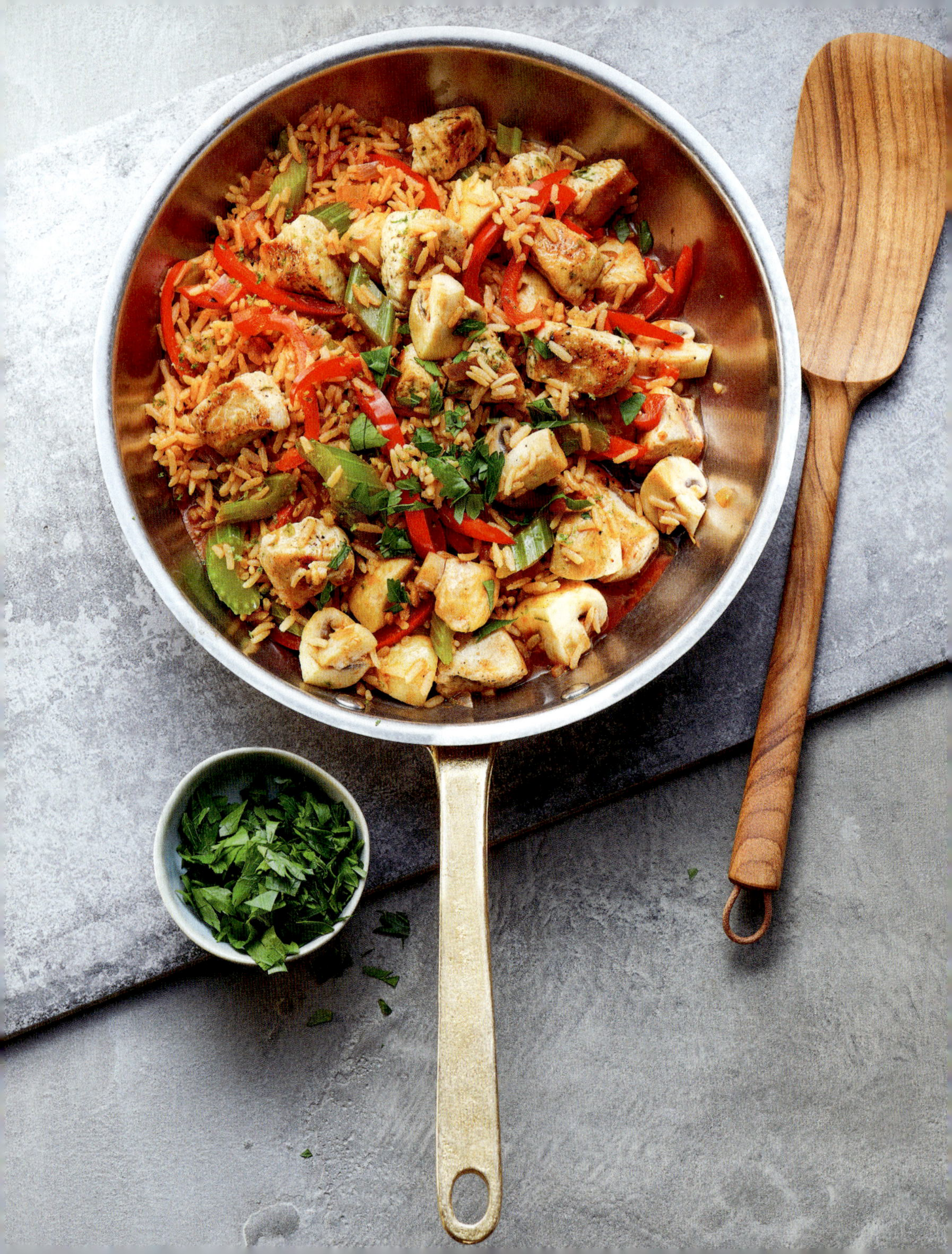

Rezepte

Die folgenden Rezepte helfen Ihnen dabei, Ihren Blutdruck zu senken oder im Gleichgewicht zu halten. Ich wünsche Ihnen viel Freude beim Ausprobieren und Genießen!

MÖHREN-APFEL-OATMEAL AUS DEM BACKOFEN

Der gebackene Porridge ist nicht nur zum Frühstück sehr lecker. Sie können ihn auch als Dessert genießen.

Für 2 Personen
20 Min. Zubereitung
30 Min. Backen
Pro Portion ca. 490 kcal, 27 g E, 16 g F, 61 g KH, 9 BST

---

10 g Walnusskerne
10 g Mandeln
100 g kernige Haferflocken
1 säuerlicher Apfel (z. B. Elstar)
1 Möhre
1 EL Zitronensaft
1 EL flüssiger Honig
¼ TL Zimtpulver
1 Ei (M)
200 ml Milch (3,5 % Fett)
200 g Skyr (max. 0,5 % Fett)
¼ TL gemahlene Vanille
1 EL Granatapfelkerne
Außerdem:
1 Auflaufform (ca. 15 × 20 cm)

---

1. Backofen auf 180 °C vorheizen. Walnüsse und Mandeln grob hacken, dann mit den Haferflocken in einer Schüssel vermischen. Apfel waschen, vierteln, entkernen und die Viertel klein würfeln. Möhre putzen, schälen und raspeln. Apfelstücke und Möhrenraspel mit Zitronensaft, Honig und Zimt vermischen, zur Haferflocken-Mischung geben.

2. Ei und Milch verquirlen, über die Flockenmischung geben, alles gut vermengen. Die Masse in die Form geben und im heißen Ofen (Mitte) in ca. 30 Min. goldbraun backen.

3. Skyr und Vanille cremig rühren.

4. Baked Oats aus dem Ofen nehmen und kurz ruhen lassen. Mit der Hälfte vom Vanille-Skyr garnieren und mit Granatapfelkernen bestreuen. Den restlichen Vanille-Skyr dazu reichen.

Tipp

Wenn Sie Granatapfelkerne nur in kleinen Mengen benötigen, ist es praktisch, auf Produkte aus dem Kühl- oder Tiefkühlregal zurückzugreifen.

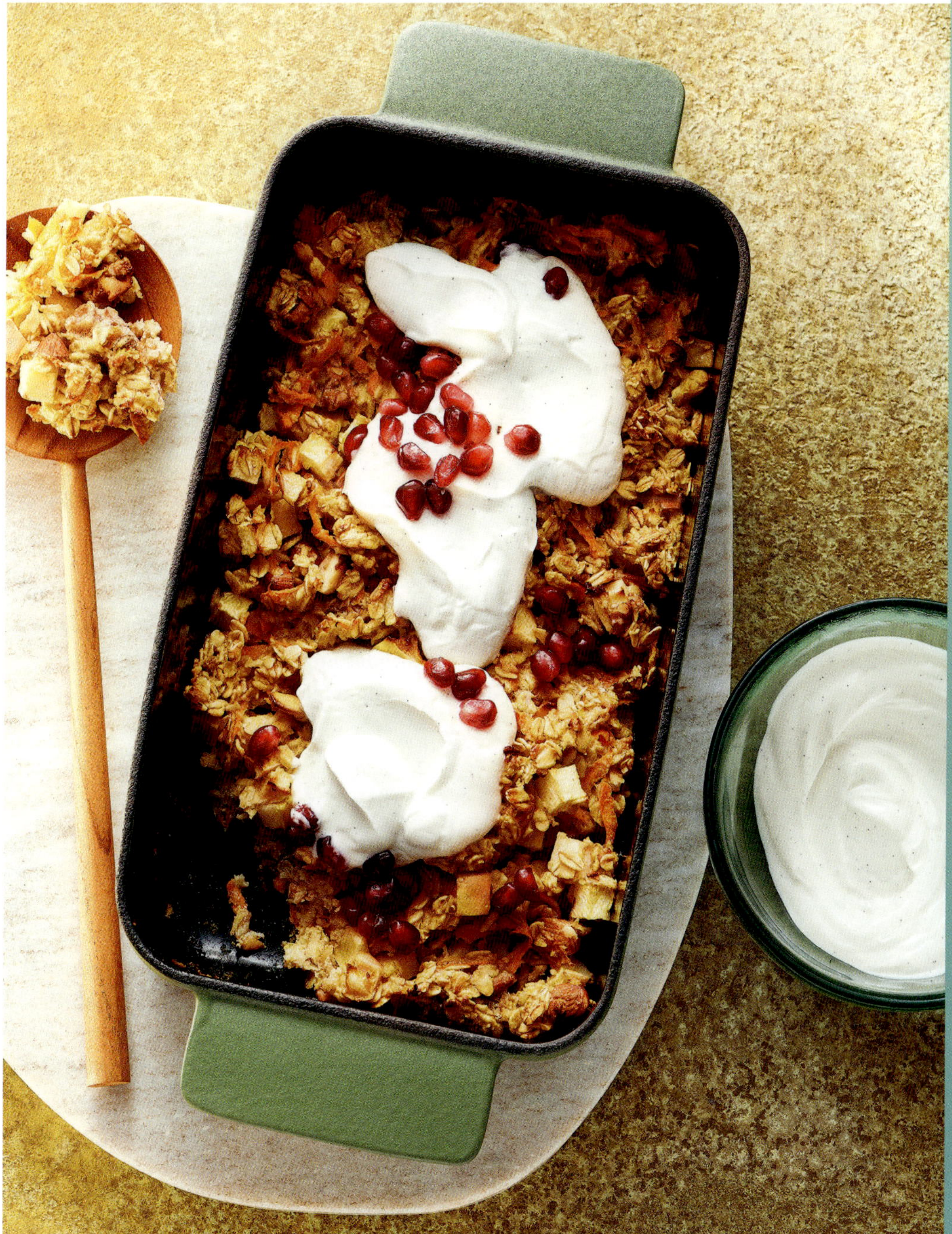

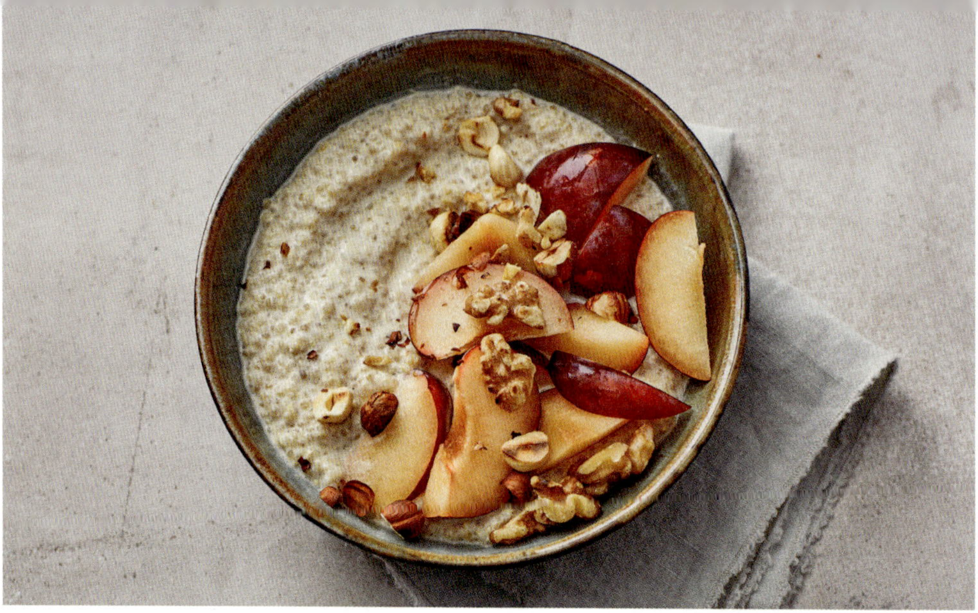

QUINOABREI MIT PFLAUMEN

Der Quinoabrei ist ein wärmendes Frühstück, nicht nur in der kalten Jahreszeit.

Für 2 Portionen • 30 Min. Zubereitung
Pro Portion ca. 453 kcal, 14 g E, 24 g F, 42 g KH, 7 g BST

---

1 Stück Ingwer (ca. 1 cm lang) • 1 Zimtstange • Salz • 300 ml ungesüßter Mandeldrink • 150 ml Milch (1,5 % Fett) • 100 g Quinoa • 30 g Walnusskerne • 30 g Haselnusskerne • 2–3 rote Pflaumen • 1 EL Zitronensaft

---

1. Den Ingwer schälen und in Scheiben schneiden. Mit der Zimtstange, 1 Prise Salz, Mandeldrink und Milch in einem kleinen Topf unter Rühren offen aufkochen.

2. Quinoa in einem Sieb kalt abbrausen, kurz abtropfen lassen und zum Milch-Mix geben. Unter Rühren aufkochen, dann offen bei mittlerer Hitze ca. 15 Min. garen, ab und zu umrühren. Zugedeckt auf der abgeschalteten Herdplatte ca. 10 Min. quellen lassen.

3. Walnüsse und Haselnüsse hacken, ohne Fett ca. 5 Min. rösten, abkühlen lassen. Pflaumen waschen, entkernen, in Spalten schneiden und mit Zitronensaft mischen. Ingwer und Zimtstange aus dem Brei nehmen, die Hälfte der Nüsse untermischen. Mit dem übrigen Nuss-Mix und den Pflaumen anrichten.

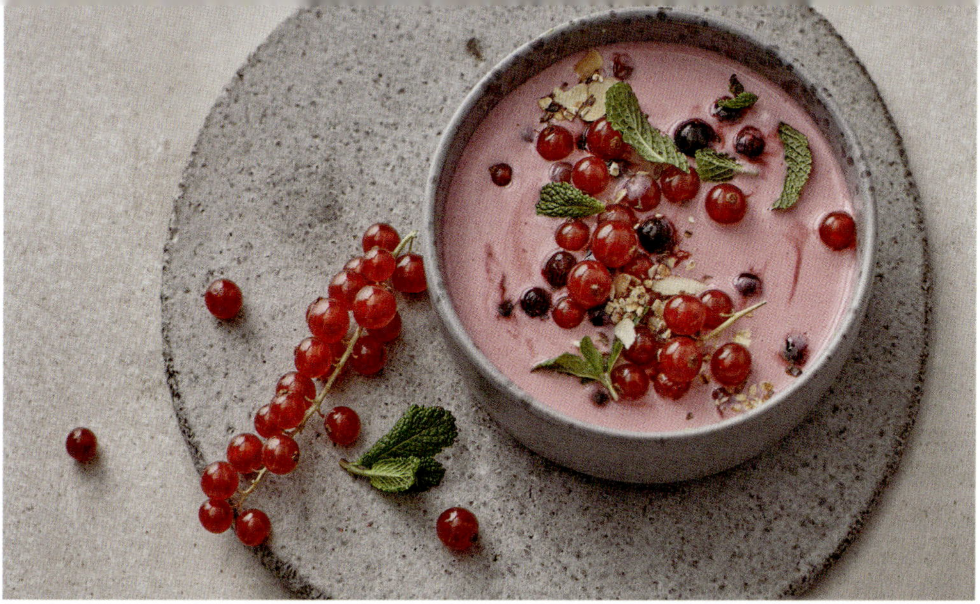

JOGHURTKALTSCHALE MIT JOHANNISBEEREN

Schnell zubereitet und mit vielen gesunden Inhaltsstoffen. Ein erfrischender Start in den Tag.

Für 2 Portionen • 15 Min. Zubereitung
Pro Portion ca. 290 kcal, 14 g E, 11 g F, 28 g KH, 11 g BST

30 g kernige Haferflocken • 2 EL Mandelblättchen • 1 EL geschroteter Leinsamen • 250 g rote und schwarze Johannisbeeren (oder TK) • 1 EL Agavensirup oder Honig (nach Belieben) • 300 g Joghurt (1,5 % Fett) • 100 ml Kefir 3 (1,5 % Fett) • Minzeblätter zum Garnieren

1. Haferflocken, Mandeln und Leinsamen ohne Fett in ca. 5 Min. goldbraun rösten. Vom Herd nehmen und abkühlen lassen.

2. Beeren waschen und trocken tupfen, von den Rispen streifen und zwei Drittel in einen hohen Rührbecher geben. Sirup nach Belieben, Joghurt und Kefir hinzufügen. Alles mit dem Pürierstab fein pürieren.

3. Minze waschen und trocken tupfen. Die Beerenkaltschale auf Schalen verteilen und die übrigen Beeren daraufsetzen. Die Flockenmischung darüberstreuen und mit der Minze garnieren.

HEIDELBEER-BUTTERMILCH-SMOOTHIE

Dieser erfrischende Smoothie schmeckt nicht nur wunderbar, sondern punktet auch mit wertvollen Nährstoffen. Ideal für einen schnellen Start in den Tag oder als gesunde kleine Auszeit.

Für 2 Portionen
10 Min. Zubereitung
Pro Glas ca. 117 kcal, 6 g E, 1 g F, 18 g KH, 3 g BST

75 g TK-Heidelbeeren
1 Orange
250 ml Buttermilch (max. 1% Fett)
¼ TL gemahlene Vanille
2 TL flüssiger Honig
1 EL zarte Haferflocken

1. Die Heidelbeeren in den Standmixer geben und ca. 5 Min. antauen lassen. Die Orange halbieren und den Saft auspressen.
2. Orangensaft, Buttermilch, Vanille, Honig und Haferflocken zu den Beeren geben und alles zuerst auf kleiner Stufe, dann auf höchster Stufe im Mixer fein pürieren.
3. Falls der Smoothie zu dickflüssig ist, noch etwas Wasser zufügen und kurz untermixen. Den Drink in zwei hohe Gläser füllen und sofort servieren.

Tipp

Der Buttermilch-Shake lässt sich auch mit anderen Beeren wie Erdbeeren, Himbeeren oder einer TK-Beerenmischung mixen. Zusätzlich kann er mit Granatapfelkernen angereichert werden.

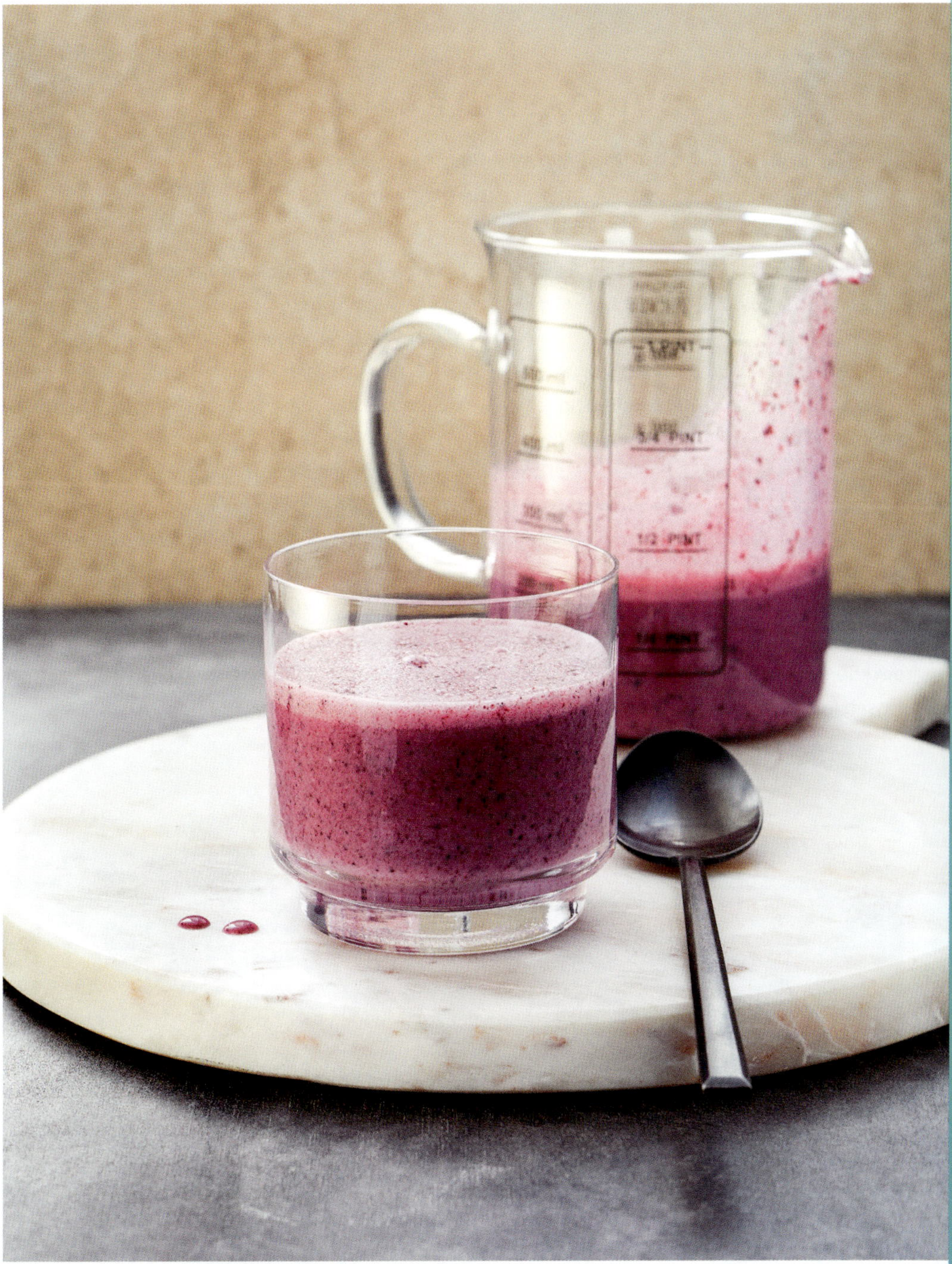

QUINOASALAT MIT LINSEN

Ein toller Wohlfühl-Sattmacher und perfekt zum Mitnehmen.

Für 2 Portionen • 30 Min. Zubereitung
Pro Portion ca. 609 kcal, 24 g E, 26 g F, 67 g KH, 13 BST

---

250 ml Gemüsebrühe • 125 g bunte Quinoa • 125 g TK-Erbsen • 65 g rote Linsen • 6 Stängel Minze • 2 Schalotten • 5 EL Apfelessig • 1 TL Senf • Salz • Pfeffer • 2 EL Rapsöl • 1 EL Walnussöl • 20 g Walnusskerne • 1 EL Granatapfelkerne

---

1. Brühe zum Kochen bringen. Quinoa und Erbsen hineingeben, aufkochen und zugedeckt bei niedriger Hitze ca. 10 Min. garen. Linsen in einem Sieb kalt abspülen, zur Quinoa-Erbsen-Mischung geben und alles weitere 6 Min. garen.

2. Minze waschen, trocken schütteln, die Blätter abzupfen. Einige Blätter beiseitelegen, den Rest in feine Streifen schneiden. Schalotten schälen und fein würfeln.

3. Essig mit Senf, Salz und Pfeffer verquirlen. Beide Ölsorten mit einem Schneebesen kräftig darunterschlagen, zuletzt Minzestreifen und Schalotten unterrühren.

4. Quinoa, Erbsen und Linsen in einem Sieb abtropfen lassen, in dem Dressing wenden. Mit Minze, Walnüssen und Granatapfelkernen bestreut servieren.

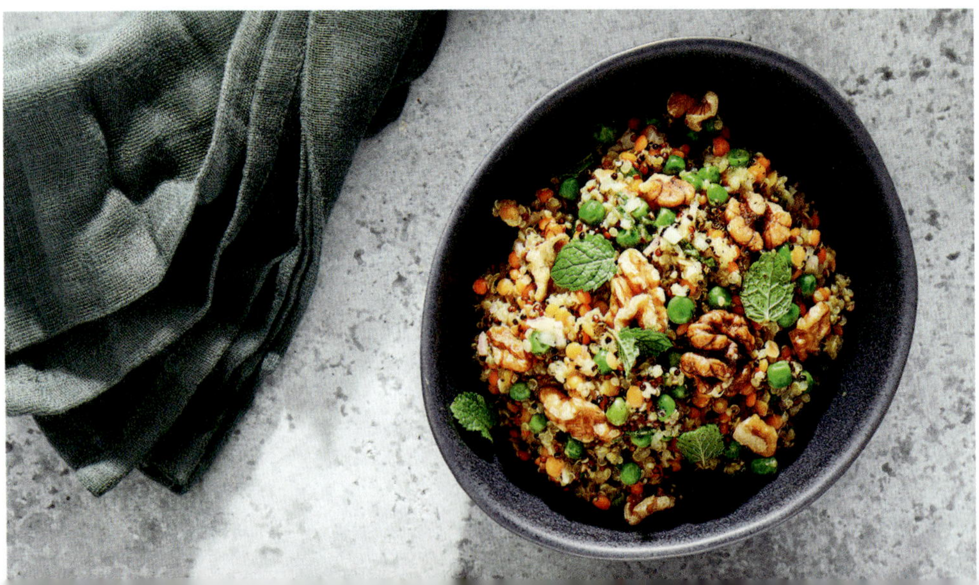

ROTER HERINGSSALAT

Hering ist reich an Omega-3-Fettsäuren, ebenso wie andere fettreiche Kaltwasserfische, wie Makrele, Lachs, Sardine und Thunfisch.

Für 2 Portionen • 20 Min. Zubereitung
Pro Portion ca. 289 kcal, 16 g E, 17 g F, 17 g KH, 3 g BST

100 g gegarte Rote Bete (vakuumverpackt) • 1 Stange Staudensellerie • 1 rote Zwiebel • 150 g Bismarckhering (eingelegt) • 1 kleiner säuerlicher Apfel (z. B. Elstar) • ½ Bund Dill • 50 g saure Sahne (10 % Fett) • 50 g Joghurt (1,5 % Fett) • 1 EL Rotweinessig • Salz • Pfeffer

1. Die Roten Beten in ca. 1 cm große Würfel schneiden (dabei am besten Einweghandschuhe tragen). Sellerie putzen, waschen und schräg in dünne Scheiben hobeln. Zwiebel schälen und in feine Würfel schneiden.

2. Hering abtropfen lassen, trocken tupfen und schräg in ca. 1 cm breite Streifen schneiden. Apfel waschen, vierteln, entkernen und klein würfeln. Dill waschen, trocken schütteln und die Spitzen abzupfen. Einige Dillspitzen zur Seite legen, den Rest fein hacken.

3. In einer Salatschüssel saure Sahne und Joghurt glatt verrühren. Die Roten Beten, Sellerie, Zwiebel, Hering, Apfel und gehackten Dill untermischen. Den Salat mit Essig, Salz und Pfeffer abschmecken. Zum Servieren mit dem beiseitegelegten Dill garnieren.

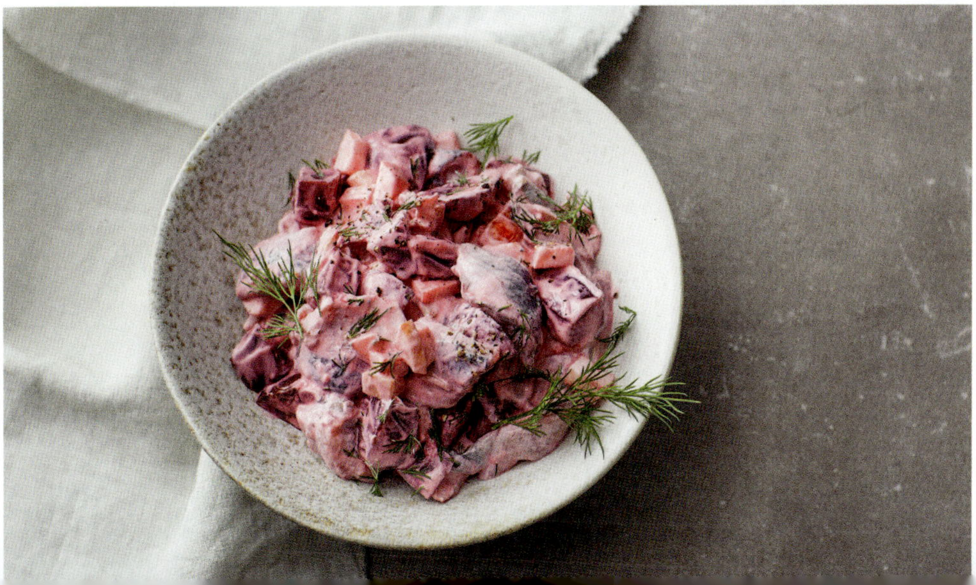

BROKKOLI-ROHKOST

Brokkoli ist ein Allroundtalent. Er kurbelt den Stoffwechsel an und liefert reichlich Carotine, aus denen unser Stoffwechsel das wertvolle Vitamin abbaut. Zudem steckt in ihm Magnesium für mehr Muskelpower und ein gesundes Herz.

Für 2 Portionen
20 Min. Zubereitung
Pro Portion ca. 606 kcal, 32 g E, 25 g F, 59 g KH, 18 g BST

5 EL Apfelessig
Salz
Pfeffer
2 TL mittelscharfer Senf
3 EL Rapsöl
300 g Brokkoliröschen
30 g Sonnenblumenkerne
2 Frühlingszwiebeln
150 g rote Linsen
300 ml Gemüsebrühe
1 kleine Dose Kichererbsen
(100 g Abtropfgewicht)

1. In einer Salatschüssel den Apfelessig mit Salz, Pfeffer und dem Senf gründlich verquirlen. Das Öl mit einem Schneebesen kräftig darunterschlagen.
2. Brokkoli waschen, trocken tupfen und fein hacken. Die Sonnenblumenkerne in einer kleinen beschichteten Pfanne ohne Fett bei mittlerer Hitze goldbraun rösten. Brokkoli und Sonnenblumenkerne in dem Dressing wenden.
3. Die Frühlingszwiebeln waschen, putzen und schräg in feine Ringe schneiden. Frühlingszwiebeln mit Linsen und Gemüsebrühe in einem kleinen Topf aufkochen, zugedeckt bei mittlerer Hitze ca. 6 Min. köcheln lassen.
4. Kichererbsen in einem Sieb abtropfen lassen, zu den Linsen geben und alles noch einmal aufkochen. Die Hülsenfrüchte zum Brokkoli in die Schüssel geben und alles gut mischen. Brokkoli-Rohkost abschmecken und auf Tellern anrichten oder zum Mitnehmen in verschließbare Boxen oder Gläser umfüllen.

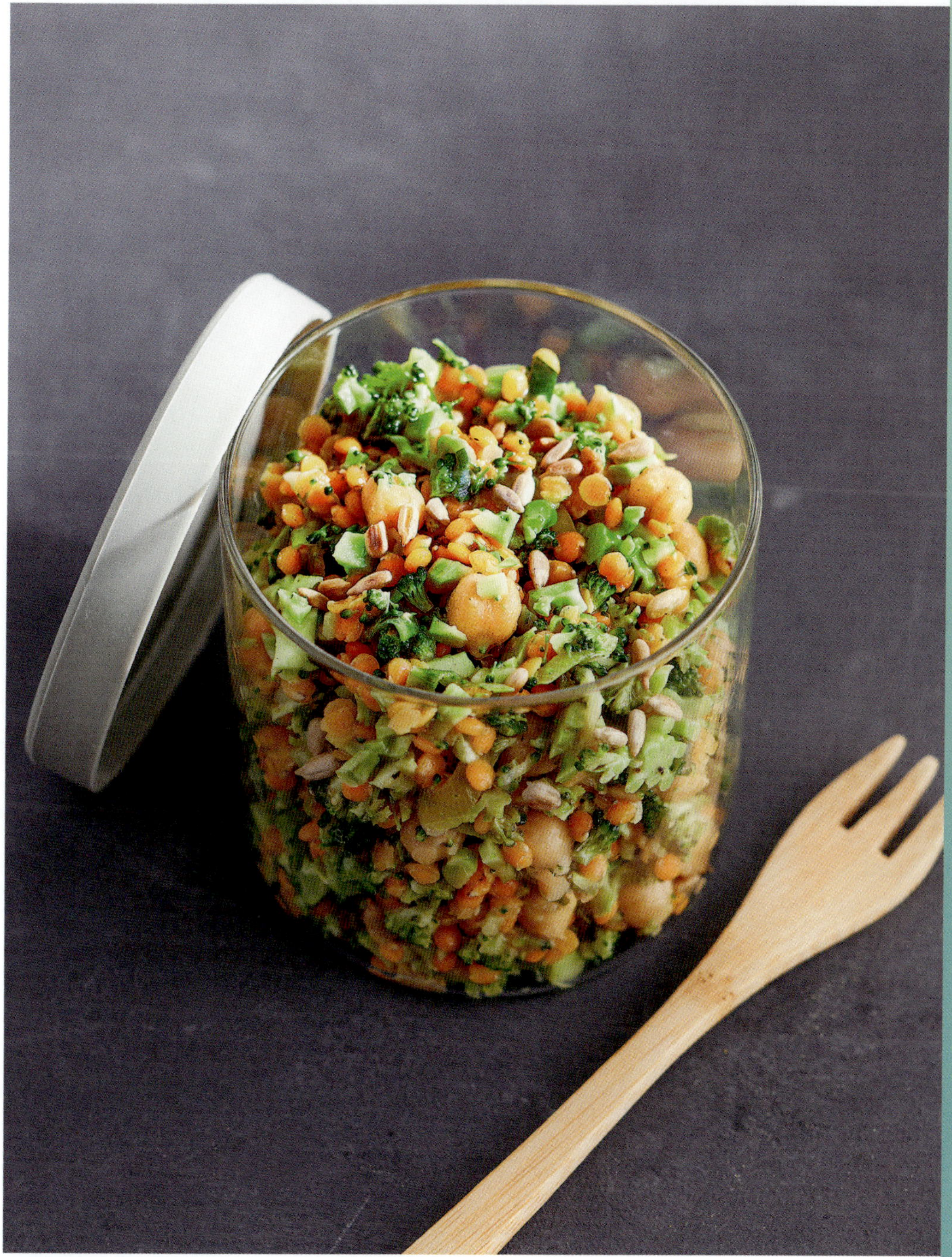

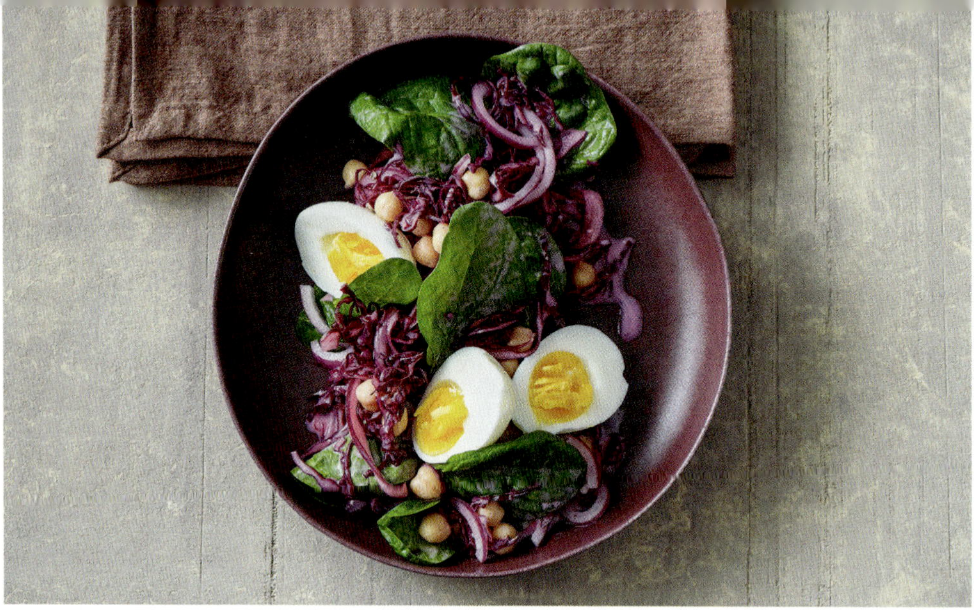

ROTKOHL-KICHERERBSEN-SALAT MIT EI

Kohl, Blattgemüse und Hülsenfrüchte – ein perfekter Mix für eine blutdruckgesunde Ernährung.

Für 2 Portionen • 20 Min. Zubereitung
Pro Portion ca. 406 kcal, 25 g E, 22 g F, 24 g KH, 9 g BST

4 Eier (L) • 200 g Rotkohl • Salz • 1 EL Olivenöl • 125 g Babyspinat • 1 kleine Dose Kichererbsen (150 g Abtropfgewicht) • 1 kleine rote Zwiebel • 75 g Joghurt (3,5 % Fett) • 50 ml Orangensaft • Pfeffer

1. Eier hart kochen, abschrecken, leicht abkühlen lassen, pellen und halbieren.

2. Rotkohl putzen, waschen und in dünne Streifen hobeln. Rotkohlstreifen in eine Schüssel geben und mit ½ TL Salz gründlich verkneten (Handschuhe tragen). 10 Min. ziehen lassen, dann abgießen und mit dem Öl mischen.

3. Spinat waschen, trocken schütteln. Kichererbsen in ein Sieb abgießen und abspülen. Zwiebel schälen, halbieren und in feine halbe Ringe schneiden.

4. Aus Joghurt und Orangensaft ein Dressing anrühren und kräftig mit Salz und Pfeffer würzen. Spinat, Kichererbsen und Zwiebelringe mit dem Rotkohl vermischen. Auf zwei Teller verteilen, die Eier darauf anrichten und mit dem Dressing beträufelt servieren.

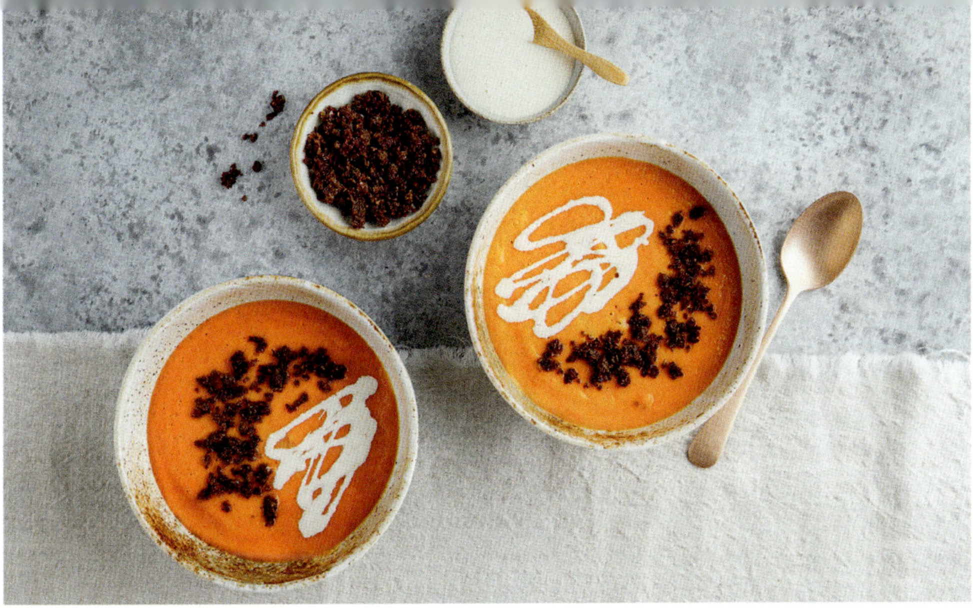

KÜRBISSUPPE MIT CRANBERRYBRÖSELN

Die Cranberrybrösel geben der Kürbissuppe ihren Kick.

Für 2 Portionen • 30 Min. Zubereitung
Pro Portion ca. 189 kcal, 4 g EW, 7 g F, 29 g KH, 3 g BST

200 g Hokkaido-Kürbis • 1 Stück Ingwer (2 cm) • 1 rote Chilischote • 1 Zwiebel • 175 g Tomaten • Salz • 1 EL Rapsöl • 350 ml Gemüsebrühe
Für die Brösel: ½ TL rohe Kakaonibs • 1 TL getrocknete Cranberrys • 1 Prise Chiliflocken • ½ Scheibe Pumpernickel • Salz

1. Kürbis waschen, Fasern und Kerne entfernen, Kürbisfleisch würfeln. Ingwer schälen und hacken. Chilischote entkernen, waschen und fein hacken. Zwiebel schälen und in Scheiben schneiden. Tomaten waschen und ohne die Stielansätze würfeln. Mit Kürbis, Ingwer, Chili und Zwiebeln mischen und salzen. Öl in einem Topf erhitzen, die Kürbismischung darin unter Rühren ca. 5 Min. braten. Gemüsebrühe dazugießen, aufkochen und 15 Min. köcheln lassen.

2. Für die Brösel Kakaonibs, Cranberrys und Chiliflocken im Blitzhacker mahlen. Pumpernickel grob zerkrümeln und in einer Pfanne ohne Fett anrösten. Leicht salzen, herausnehmen, kurz abkühlen lassen und mit dem Kakao-Cranberry-Pulver mischen.

3. Die Suppe pürieren und mit den Bröseln anrichten.

KREOLISCHE PUTEN-REIS-PFANNE

Hin und wieder Fleisch auf dem Tisch ist kein Problem. Aber achten Sie auf nachhaltig produzierte Bio-Qualität. Inzwischen gibt es diese auch im Supermarkt.

Für 2 Portionen
30 Min. Zubereitung
Pro Portion ca. 514 kcal, 38 g E, 19 g F, 45 g KH, 9 g BST

---

100 g Staudensellerie
1 rote Paprika
100 g Champignons
1 rote Zwiebel
½ Limette
3 EL Olivenöl
1 EL Chilipulver (Gewürzmischung für Chili con Carne)
100 g 10-Minuten-Naturreis
Salz
Pfeffer
250 ml Hühnerbrühe
250 g Putenbrustfilet
¼ TL gemahlener Kreuzkümmel
4 Stängel Petersilie

---

1. Sellerie waschen, putzen und schräg in ca. 1 cm breite Stücke schneiden. Paprika waschen, vierteln, von weißen Trennwänden und Kernen befreien und in feine Streifen schneiden. Champignons putzen, abreiben und vierteln. Zwiebel schälen und fein würfeln. Die Limette heiß waschen, abtrocknen und 1 TL Schale fein abreiben.
2. In einer großen beschichteten Pfanne 2 EL Öl erhitzen. Die Zwiebel und das Chilipulver darin ca. 2 Min. bei mittlerer Hitze andünsten. Dann Staudensellerie, Paprika, Pilze und Naturreis dazugeben und weitere 2 Min. unter Wenden mitbraten. Die Gemüse-Reis-Mischung mit Salz und Pfeffer würzen. Die Brühe angießen, aufkochen und die Reispfanne unter gelegentlichem Rühren offen 10–15 Min. bei kleiner bis mittlerer Hitze köcheln lassen.
3. Inzwischen das Putenbrustfilet trocken tupfen und ca. 1,5 cm groß würfeln. Übriges Öl (1 EL) in einer zweiten Pfanne erhitzen. Das Fleisch darin unter Wenden in 4–5 Min. rundum hellbraun anbraten, mit Kreuzkümmel, Limettenschale, Salz und Pfeffer würzen und unter die Reispfanne heben. Diese zugedeckt ca. 2 Min. ziehen lassen.
4. Die Petersilie waschen, trocken schütteln, die Blätter abzupfen und diese fein hacken. Die Reispfanne mit Petersilie bestreuen, auf zwei Tellern anrichten und servieren.

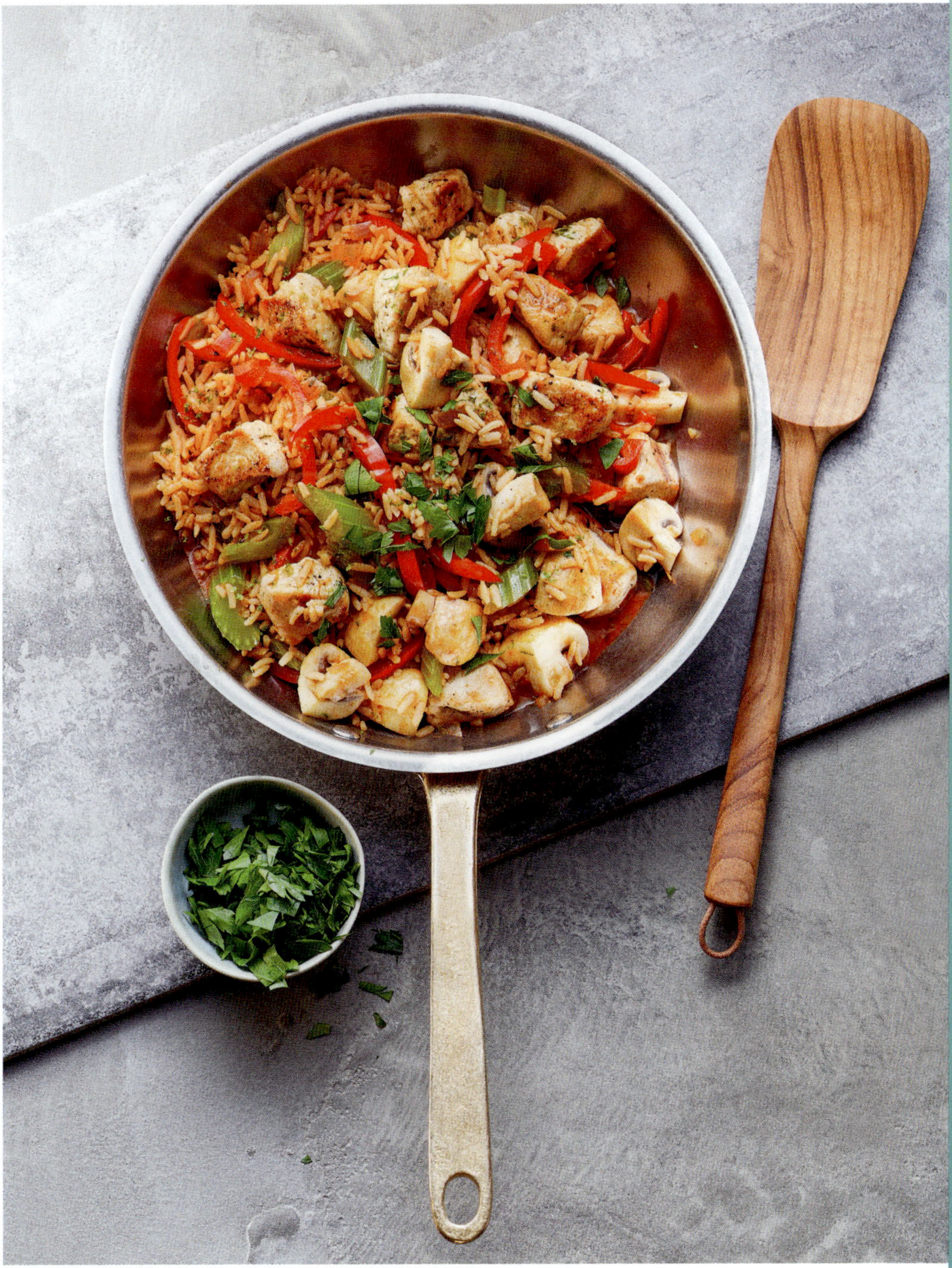

OFENKARTOFFELN
MIT LACHS UND MEDITERRANEM GEMÜSE

Unkomplizierter geht es kaum: Alle Zutaten garen zusammen im Ofen und kommen aromatisch auf den Tisch.

Für 2 Portionen • 15 Min. Zubereitung • 30 Min. Backen
Pro Portion ca. 558 kcal, 27 g E, 30 g F, 44 g KH, 9 g BST

---

500 g kleine Kartoffeln (z. B. Drillinge) • 3 EL Olivenöl • Salz • Pfeffer • 1 Zucchino (ca. 200 g) • 1 rote Paprika • 2 TL getrockneter Thymian • 2 Lachsfilets (je ca. 100 g) • 1 EL Zitronensaft • Außerdem: Backpapier

---

1. Backofen auf 200 °C vorheizen. Kartoffeln waschen, halbieren und mit 2 EL Olivenöl, Salz und Pfeffer vermischen. Mit den Schnittflächen nach unten auf ein mit Backpapier ausgelegtes Backblech setzen.

2. Zucchino putzen, waschen und in 1–2 cm dicke Scheiben schneiden. Paprika halbieren, putzen, waschen und quer in 1–2 cm dicke Streifen schneiden. Gemüse zwischen die Kartoffeln legen, mit dem restlichen Olivenöl (1 EL) bestreichen, salzen und pfeffern. Mit Thymian bestreuen. Im Ofen ca. 15 Min. backen.

3. Lachs abtupfen, mit Zitronensaft beträufeln, salzen und pfeffern. Aufs Gemüse legen und 15 Min. mitgaren.

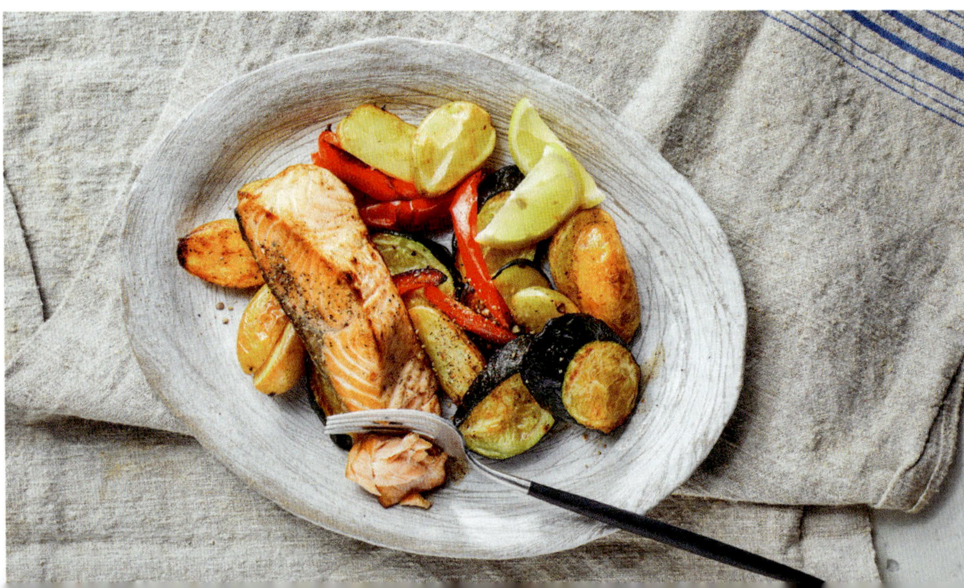

KARTOFFELCURRY MIT KICHERERBSEN

Sättigend, lecker und kalorienarm.
Das perfekte Gericht für einen Entlastungstag.

Für 2 Portionen • 35 Min. Zubereitung
Pro Portion ca. 297 kcal, 12 g EW, 7 g F, 42 g KH, 12 g BST

250 g festkochende Kartoffeln • 250 g Mangold • 1 Dose Kichererbsen (200 g Abtropfgewicht) • ½ Zwiebel • 1 Knoblauchzehe • 1 Stück Ingwer (ca. 2 cm) • 1 EL Rapsöl • Salz • 1 EL Currypulver • ½ Dose gehackte Tomaten (200 g) • 125 ml Gemüsebrühe • etwas Koriandergrün oder Petersilie

1. Kartoffeln schälen, waschen und würfeln. Mangold waschen, Stiele abschneiden, längs halbieren und quer klein schneiden. Blätter in breite Streifen schneiden. Kichererbsen abgießen, kalt abbrausen und abtropfen lassen.
2. Zwiebel, Knoblauch und Ingwer schälen und hacken. Öl in einer beschichteten Pfanne erhitzen, die Kartoffeln darin ca. 10 Min. braten. Salzen, Mangoldstiele, Zwiebel, Knoblauch und Ingwer dazugeben und ca. 2 Min. mitbraten. Currypulver, Tomaten, Kichererbsen und Gemüsebrühe hinzufügen und aufkochen.
3. Zugedeckt bei mittlerer Hitze ca. 7 Min. kochen lassen. Mangoldstreifen dazugeben und kurz kochen lassen, bis die Blätter zusammenfallen. Mit Koriander- oder Petersiliengrün bestreut anrichten.

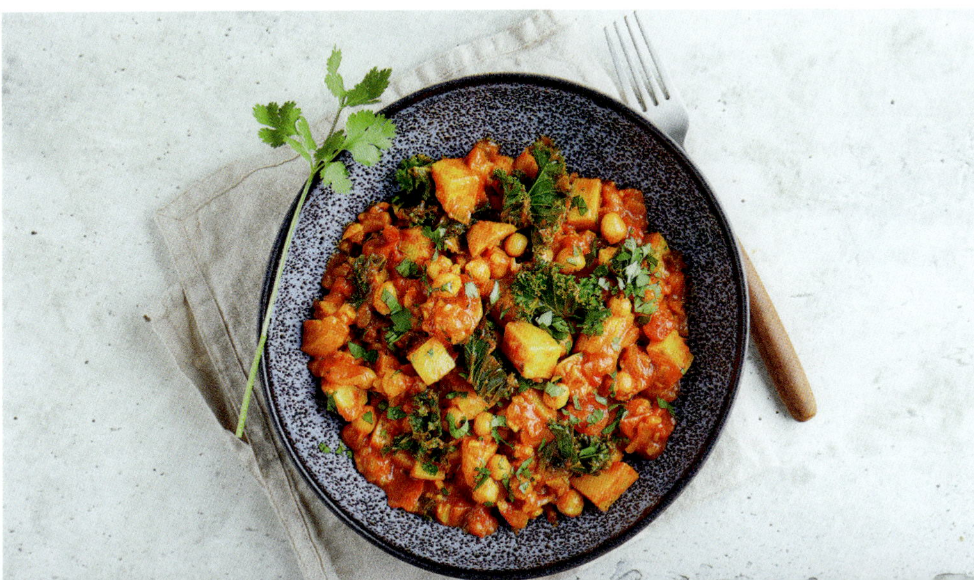

SAUERKRAUTPUFFER MIT CHILIQUARK

Fermentierte Lebensmittel wie Sauerkraut enthalten wertvolle Milchsäurebakterien. Verwenden Sie unbedingt rohes Kraut, denn bei eingemachtem Kraut werden durch das Erhitzen die Keime zerstört.

Für 2 Portionen
30 Min. Zubereitung
Pro Portion ca. 581 kcal, 38 g E, 30 g F, 34 g KH, 12 g BST

---

1 grüne Chilischote
1 grüne Paprikaschote
250 g Magerquark
100 g Joghurt (1,5 % Fett)
Salz
Pfeffer
3 Eier (M)
60 g Weizenvollkornmehl
30 g Mandelstifte
geräuchertes Paprikapulver
1 TL ganzer Kümmel
250 g rohes Sauerkraut
2 EL Rapsöl
1 Apfel (mögl. mit roter Schale)

---

1. Chilischote und Paprikaschote längs halbieren, entkernen, waschen und sehr fein würfeln. Beides mit Quark und Joghurt verrühren, mit Salz und Pfeffer würzen. Falls die Mischung zu fest ist, etwas Wasser unterrühren.
2. Die Eier mit Mehl, Mandeln, Paprikapulver, Salz, Pfeffer und Kümmel verrühren. Das Sauerkraut ausdrücken und untermengen.
3. In einer großen, beschichteten Pfanne 1 EL Öl erhitzen. Für jeden Puffer ca. 2 EL der Sauerkrautmasse hineingeben, ein wenig flach drücken und von beiden Seiten zu goldbraunen Puffern braten. Herausnehmen und warm stellen. Wieder 1 EL Öl in der Pfanne erhitzen, den restlichen Teig zu Puffern braten, ebenfalls aus der Pfanne nehmen und warm stellen.
4. Den Apfel waschen, trocken reiben, vierteln und entkernen. Apfelviertel in Spalten schneiden, in der heißen Pfanne von beiden Seiten ca. 1 Min. braten. Die Sauerkrautpuffer mit Chiliquark und Apfelspalten anrichten.

Tipp

Der Chiliquark passt auch sehr gut zu gebratenem oder gegrilltem Gemüse.

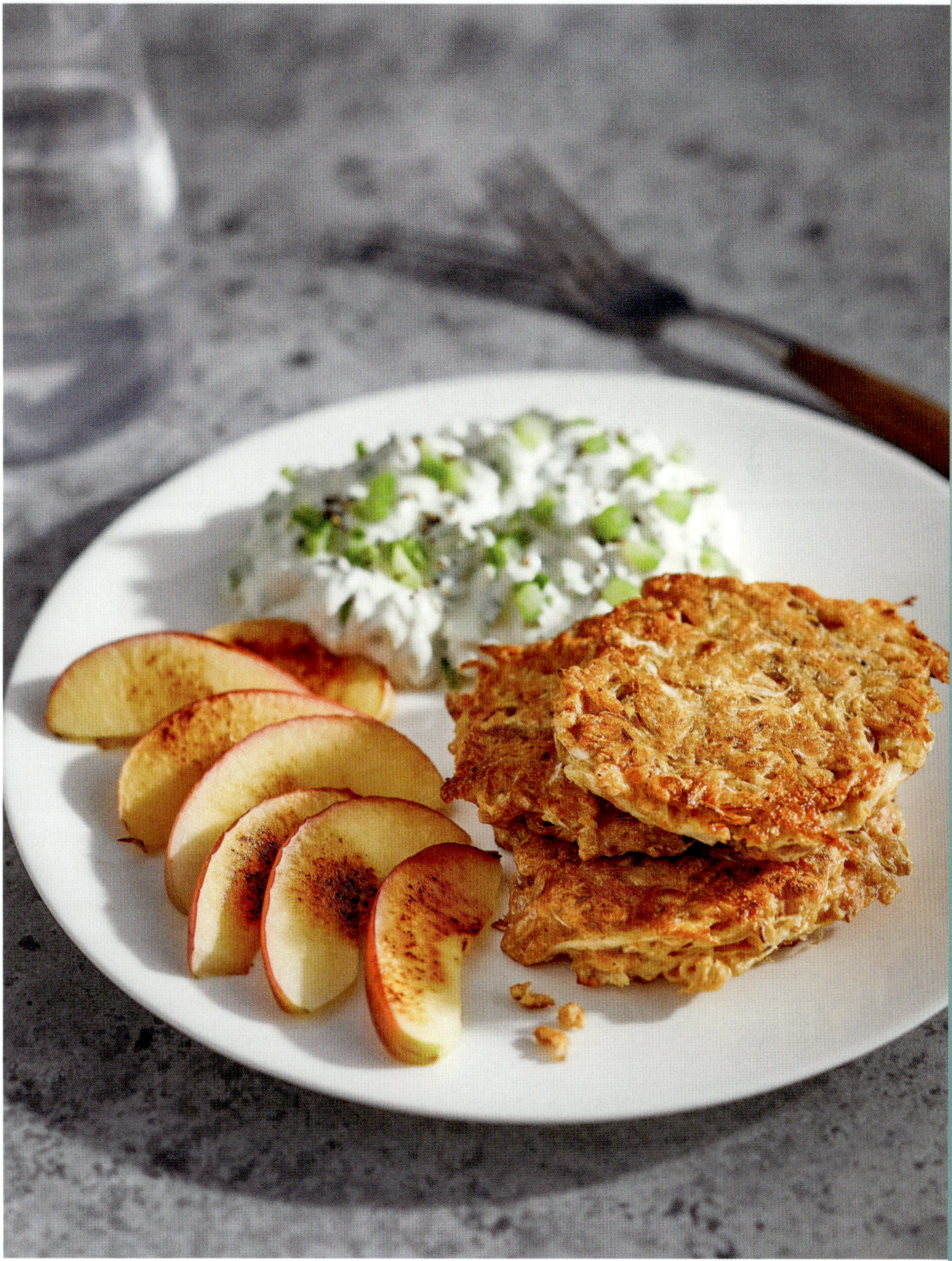

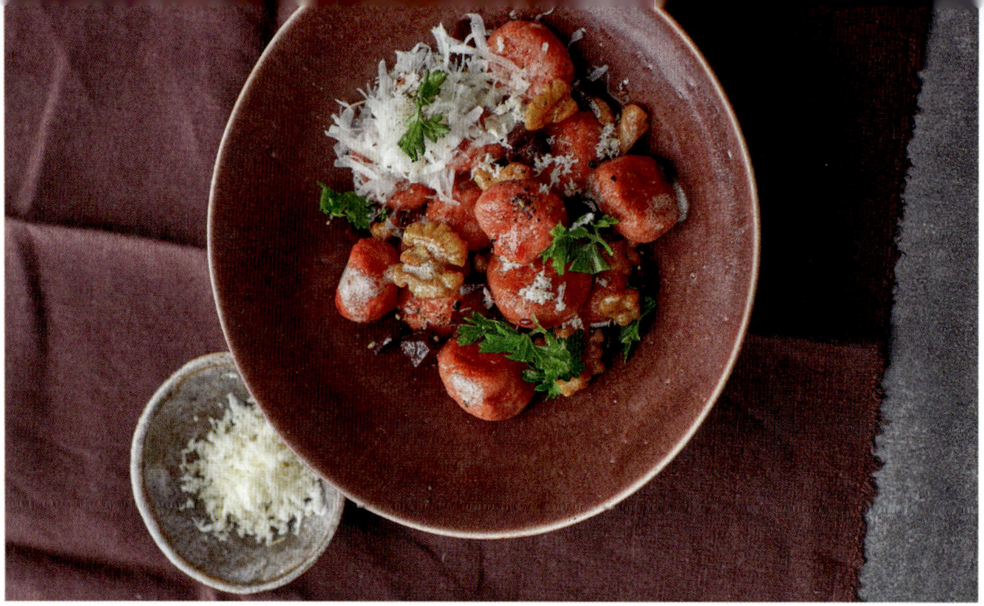

ROTE-BETE-GNOCCHI MIT WALNÜSSEN

Die Rote-Bete-Gnocchi sind ein Genuss für Augen und Gaumen.

Für 2 Portionen • 1 Std. Zubereitung
Pro Portion ca. 568 kcal, 27 g E, 29 g F, 48 g KH, 6 g BST

---

30 g geriebener Parmesan • 80 g Quark (20 % Fett i. Tr.) • 80 g Magerquark • 1 Eigelb (M) • Salz • Pfeffer • 200 g gegarte Rote Bete (vakuumverpackt) • 50 g Buchweizenmehl • 40 g Dinkelmehl • 2 EL Rapsöl • ½ EL Butter • 20 g Walnusskerne • 20 g Frischer Meerrettich • 1 EL gehackte Petersilie

---

1. Parmesan, Quark, Eigelb, 1 TL Salz und Pfeffer verrühren. 50 g Rote Beten fein reiben, in einem Sieb ausdrücken. Mit dem Mehl unter die Quarkmasse arbeiten. Teig zu einem 2 cm dicken Quadrat formen, in ca. 2 cm große Würfel schneiden, diese zu Kugeln formen und leicht flach drücken.

2. Backofen auf 100 °C vorheizen. Gnocchi portionsweise in kochendes Salzwasser geben. Sobald sie an die Oberfläche steigen, 1–2 Min. ziehen lassen. Herausnehmen und im Ofen warm halten.

3. Übrige Rote Beten klein würfeln. Öl und Butter in einer Pfanne erhitzen. Nüsse grob hacken und bei mittlerer Hitze anrösten. Rote-Bete-Würfel und Gnocchi dazugeben, 3–4 Min. erwärmen, salzen, pfeffern. Meerrettich schälen und fein reiben. Gnocchi mit Petersilie und Meerrettich bestreut servieren.

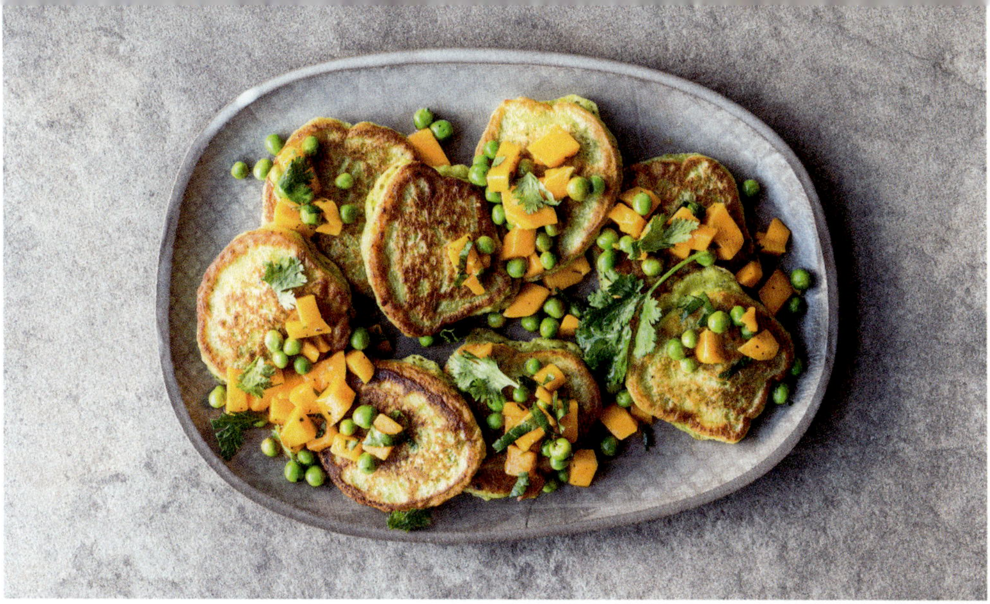

ERBSEN-AVOCADO-PANCAKES

Pancakes – herzhaft und bunt. Sie sind ein feines Mittagessen, aber auch als Abendbrot geeignet.

Für 2 Portionen • 30 Min. Zubereitung
Pro Portion ca. 531 kcal, 16 g E, 23 g F, 64 g KH, 8 g BST

---

100 g TK-Erbsen • 125 g Mehl • 1 TL Backpulver • Salz • ½ Avocado • 125 ml Buttermilch • 1 Ei (M) • ½ nicht zu reife Mango (ca. 200 g) • 1 EL Limettensaft • Pfeffer • etwas Koriandergrün • 1 EL Olivenöl

---

1. Backofen auf 80 °C vorheizen. Erbsen auftauen lassen. Mehl, Backpulver und ½ TL Salz mischen. Avocado halbieren, Kern und Schale entfernen. Fruchtfleisch mit 50 g Erbsen, Buttermilch und Ei pürieren. Mehl-Mix zugeben, glatt rühren und 10 Min. ruhen lassen.

2. Mango schälen, das Fruchtfleisch vom Stein und in kleine Würfel schneiden. Mit übrigen Erbsen und Limettensaft mischen, salzen und pfeffern. Koriander abbrausen, trocken schütteln, die Blätter abzupfen und unter die Salsa mischen.

3. Das Öl portionsweise in einer großen beschichteten Pfanne erhitzen. Jeweils 1–2 EL Teig hineingeben und bei mittlerer Hitze von beiden Seiten in 5–6 Min. zu goldgelben Pancakes backen. Pancakes mit Mango-Erbsen-Salsa servieren.

SPAGHETTI MIT LINSENBOLOGNESE

Nudeln liebt jeder. Damit sie auch der Gesundheit dienen, greifen Sie zur Vollkornvariante – sie macht mit ihren vielen Ballaststoffen lange satt. Längst gibt es Vollkornpasta, die richtig gut schmeckt.

Für 2 Portionen
45 Min. Zubereitung
Pro Portion ca. 668 kcal, 33 g E, 19 g F, 88 g KH, 15 g BST

½ kleine Stange Lauch
2 Stangen Staudensellerie
2 kleine Möhren
2 EL Olivenöl
50 g grüne Linsen (z. B. Belugalinsen)
1 Dose gehackte Tomaten (400 g)
3 EL Tomatenmark
Salz
Pfeffer
1 TL getrockneter Majoran
200 g Vollkornspaghetti
½ Bund Basilikum
40 g Parmesan (am Stück)

---

1. Das Gemüse waschen beziehungsweise schälen, putzen und sehr fein würfeln. Das Olivenöl in einem Topf erhitzen, die Gemüsewürfel darin bei mittlerer Hitze unter Rühren leicht anbraten. Die Linsen untermischen und 250 ml Wasser angießen. Tomaten und Tomatenmark dazugeben, alles mit Salz, Pfeffer und Majoran würzen, aufkochen und zugedeckt bei niedriger Hitze 25–30 Min. köcheln lassen (die Packungsanweisung zur Garzeit der Linsen beachten).

2. Inzwischen reichlich Salzwasser für die Nudeln zum Kochen bringen. Die Spaghetti darin nach der Packungsanweisung bissfest garen.

3. Basilikum waschen und trocken schütteln, die Blätter abzupfen und fein schneiden. Den Parmesan mit einem Sparschäler in feine Späne hobeln.

4. Die Nudeln in ein Sieb abgießen und gut abtropfen lassen. Die Linsenbolognese mit Salz und Pfeffer pikant abschmecken, die Hälfte des Basilikums untermischen. Die Bolognese mit den Spaghetti anrichten, das restliche Basilikum und den Parmesan darüberstreuen.

Tipp

Bereiten Sie die doppelte Menge an Linsenbolognese zu, sie lässt sich gut einfrieren.

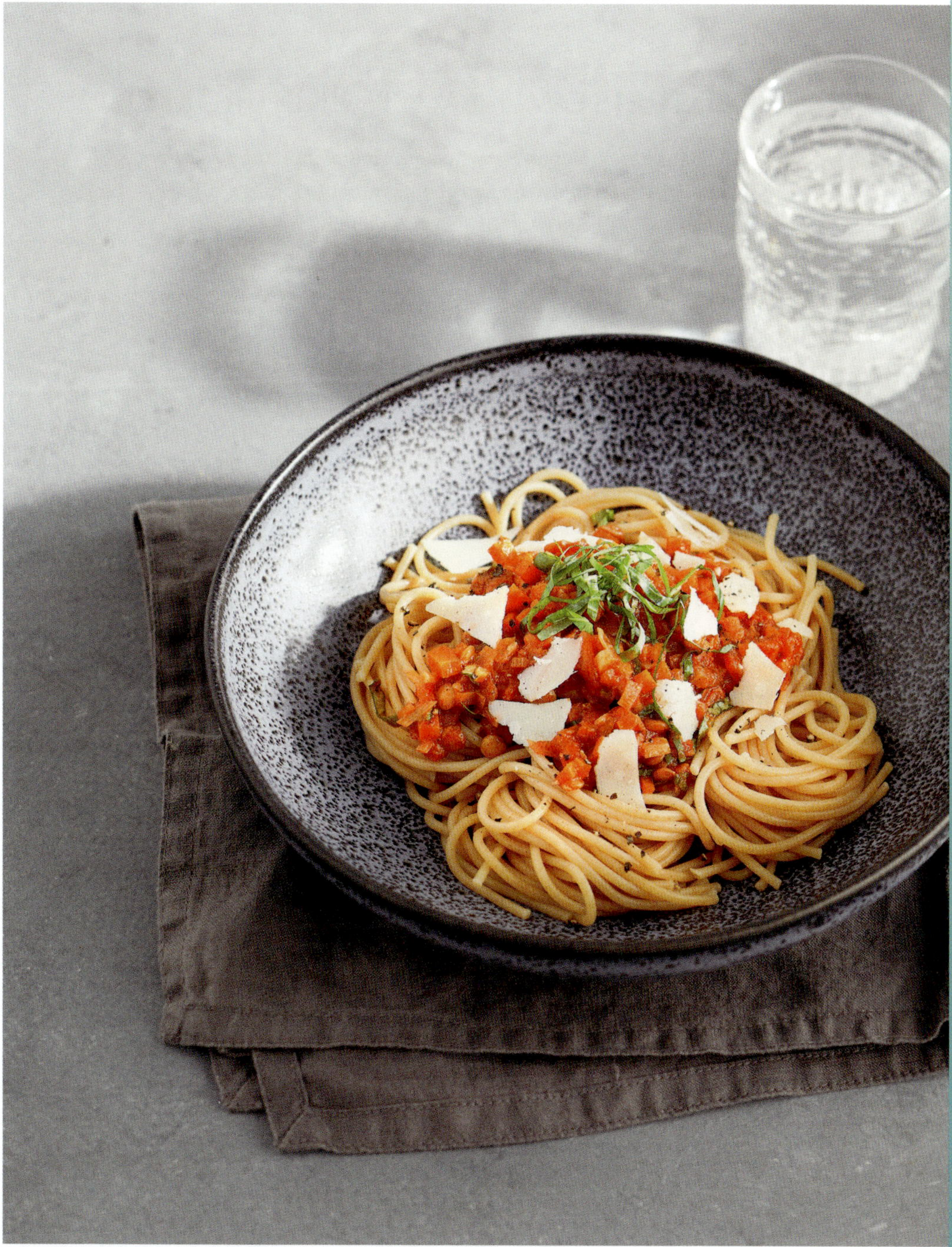

HAFERSPEISE MIT LAUCH UND BROKKOLI

Die ballaststoffreichen Haferflocken sind nicht nur im Müsli lecker. Die Haferspeise ist fix zubereitet, beim Gemüse können Sie nach Belieben variieren.

Für 2 Portionen • 15 Min. Zubereitung
Pro Portion ca. 332 kcal, 13 g E, 6 g F, 47 g KH, 10 g BST

---

60 g Lauch • 60 g Brokkoliröschen • 800 ml Gemüsebrühe • 1 TL Currypulver • 150 g kernige Haferflocken • 6 Stängel Koriandergrün • 2 TL gemahlener Koriander • Pfeffer

---

1. Den Lauch gründlich waschen, putzen, längs halbieren und in feine Halbringe schneiden. Brokkoli waschen, putzen und in möglichst kleine Röschen teilen.

2. Die Brühe mit dem Currypulver in einem Topf zum Kochen bringen. Haferflocken, Lauch und Brokkoli dazugeben und unter Rühren offen ca. 2 Min. bei mittlerer Hitze köcheln lassen. Dann bei geschlossenem Deckel und kleiner Hitze ca. 10 Min. ausquellen lassen.

3. In der Zwischenzeit das Koriandergrün abbrausen, trocken schütteln, die Blätter abzupfen. Die Haferspeise mit gemahlenem Koriander und Pfeffer würzen und mit dem Koriandergrün bestreut servieren.

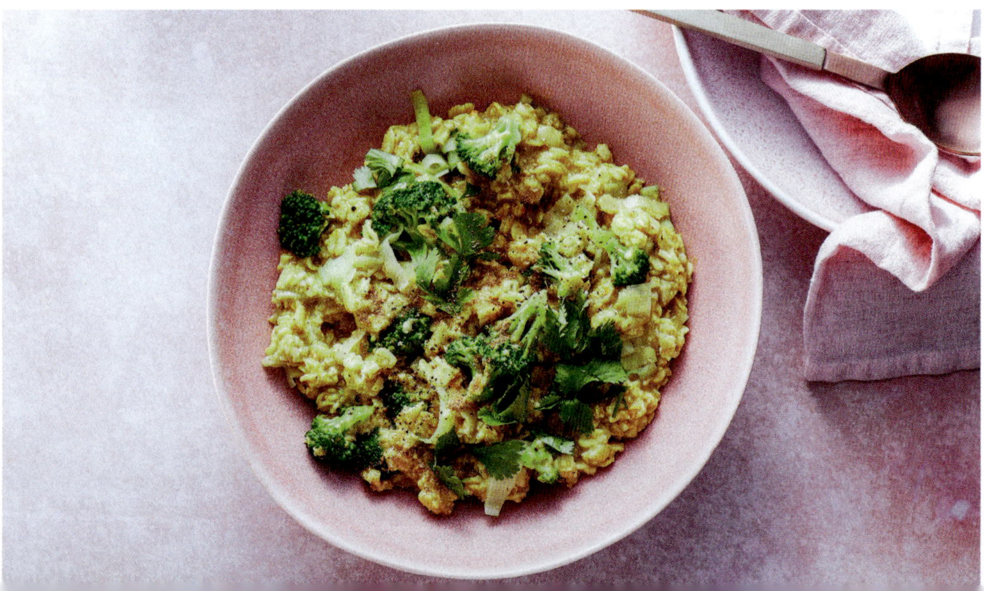

SELLERIE-FRITTATA MIT WEIZEN

Staudensellerie liefert viel Geschmack, aber wenig Kalorien. Das zarte Blattgrün bitte mitverwenden.

Für 2 Portionen • 30 Min. Zubereitung
Pro Portion ca. 428 kcal, 21 g E, 24 g F, 30 g KH, 7 g BST

100 g Schnellkoch-Weizen (z. B. Ebly) • Salz • 250 g Staudensellerie (möglichst mit Grün) • 1 große Zwiebel • 4 Eier • 100 ml Haferdrink • Pfeffer • ½ TL gemahlene Kurkuma • 2 EL Rapsöl • 1 Dose gehackte Tomaten (400 g) • 1 Knoblauchzehe

1. Weizen mit 200 ml gesalzenem Wasser aufkochen und zugedeckt bei schwacher Hitze ca. 5 Min. garen. Sellerie putzen, waschen und klein schneiden. Nach 5 Min. zum Weizen geben und ca. 8 Min. weiterdünsten. In einem Sieb gut abtropfen lassen.

2. Zwiebel schälen und in feine Würfel schneiden. Eier mit Haferdrink, Salz, Pfeffer und Kurkumapulver verquirlen.

3. Öl in einer beschichteten Pfanne erhitzen und die Zwiebelwürfel darin glasig dünsten. Weizen, Sellerie und Eier hinzugeben und fest zugedeckt bei schwacher Hitze in ca. 10 Min. stocken lassen.

4. Tomaten in einem kleinen Topf erhitzen. Knoblauch dazupressen, salzen und pfeffern. Frittata mit der Tomatensoße anrichten.

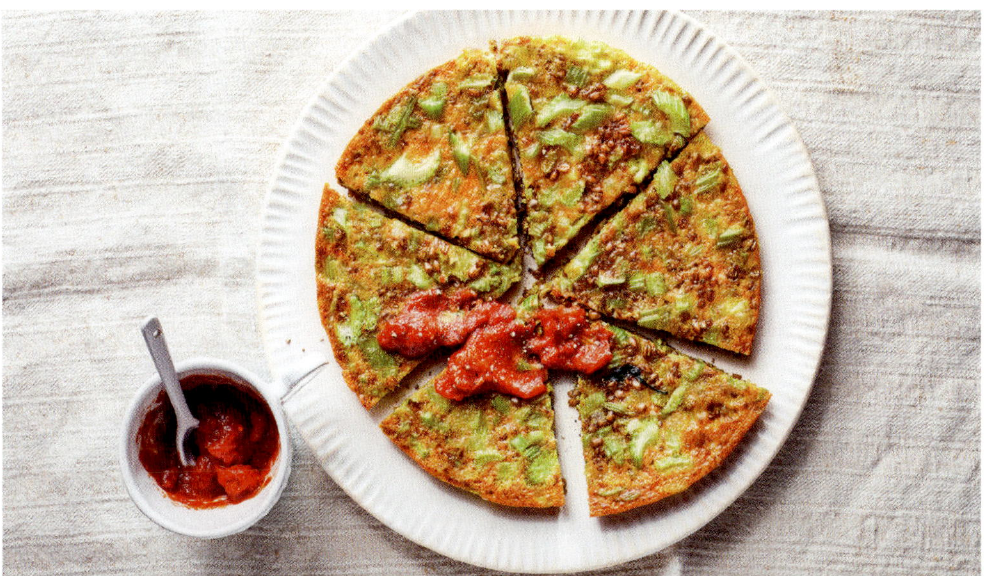

ROTE-BETE-WALNUSS-BROWNIES

Die Rote Beten machen die Brownies zu einer gesunden Nascherei und sorgen dafür, dass sie schön saftig bleiben.

Für 16 Stücke
30 Min. Zubereitung
45 Min. Backen
Pro Portion ca. 225 kcal, 5 g E, 16 g F, 15 g KH, 3 g BST

100 g dunkle Schokolade (mind. 70 % Kakaoanteil)
250 g Rote Bete
100 g weiche Butter
100 g Vollrohrzucker (z. B. Muscovado)
½ TL gemahlene Vanille
Salz
4 Eier (M)
100 g Vollkorn-Dinkelmehl
100 g gemahlene Walnüsse
1 TL Weinstein-Backpulver
50 g Kakaopulver (schwach entölt)
40 g Walnusskerne

Außerdem:
1 Backform (20 × 20 cm) oder
1 Springform (Ø 24 cm)
Backpapier

1. Schokolade hacken, die Hälfte davon in einer Schüssel (über einem heißen Wasserbad) schmelzen. Die Roten Beten putzen, schälen und grob raspeln (am besten Einweghandschuhe tragen, da die Rüben stark färben).
2. Backofen auf 180 °C vorheizen. Die Form mit Backpapier auslegen. Butter, Zucker, Vanille und 1 Prise Salz in einer Rührschüssel mit den Rührbesen des Handrührgeräts ca. 5 Min. cremig rühren. Eier nacheinander, jeweils 30 Sek., unterrühren. Geschmolzene Schokolade, Schokostücke und die Roten Beten unterrühren. Mehl, gemahlene Nüsse, Backpulver und Kakao mischen und kurz unterrühren.
3. Den Teig in die Form geben und glatt streichen. Die Walnüsse grob hacken und daraufstreuen. Den Kuchen im Ofen (Mitte) 40–45 Min. backen.
4. Den fertigen Kuchen 15 Min. in der Form abkühlen lassen, dann mithilfe des Backpapiers herausheben und auf einem Kuchengitter auskühlen lassen. In 16 gleich große Quadrate oder Stücke schneiden.

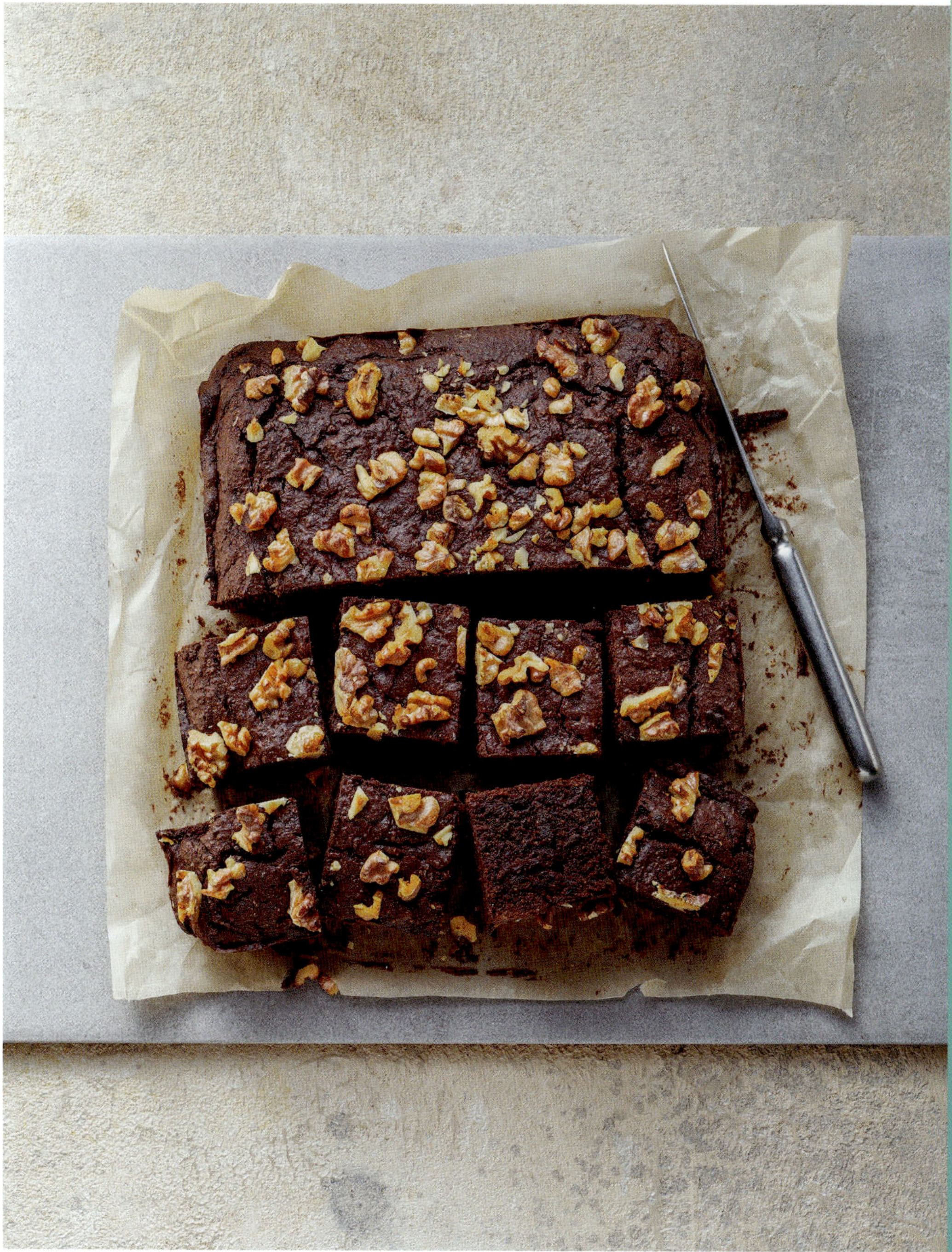

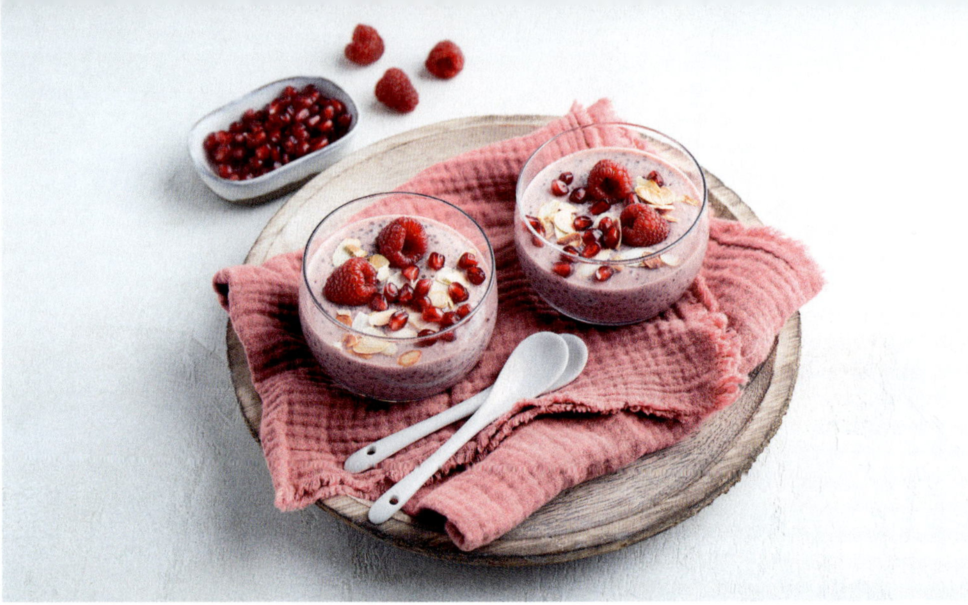

CHIASAMEN-GRÜTZE MIT HIMBEEREN

Die Chiasamen-Grütze lässt sich gut vorbereiten und ist ein fruchtiges, leichtes Dessert.

Für 4–8 Portionen • 10 Min. Zubereitung • 30 Min. Quellen • 30 Min. Ruhen
Bei 8 Portionen pro Portion ca. 99 kcal, 3 g E, 6 g F, 6 g KH, 5 g BST

---

200 g Himbeeren (oder Erdbeeren) • 350 ml Mandeldrink • 5 EL Chiasamen • ½ TL Flohsamenschalen • 1 Prise Vanillepulver • 3 EL Holunderblütensirup (oder Grenadinesirup) • 4 EL Mandelblättchen • 1 EL Granatapfelkerne

---

1. Himbeeren verlesen, vorsichtig waschen und auf Küchenpapier abtropfen lassen. Etwa 100 g Beeren mit dem Mandeldrink pürieren.

2. Chiasamen und Flohsamenschalen mit Himbeer-Mandelmilch, Vanillepulver und Holunderblütensirup verrühren und mindestens ca. 30 Min. quellen lassen. Dann die Chiasamen-Grütze einmal umrühren und nach Belieben in vier große oder acht kleine Schälchen oder Gläser geben. Anschließend die Grütze weitere 30 Min. ruhen lassen.

3. Mandelblättchen in einer Pfanne ohne Fett hellbraun rösten, herausnehmen und abkühlen lassen. Chiasamen-Grütze mit Mandelblättchen, restlichen Himbeeren und Granatapfelkernen bestreut servieren.

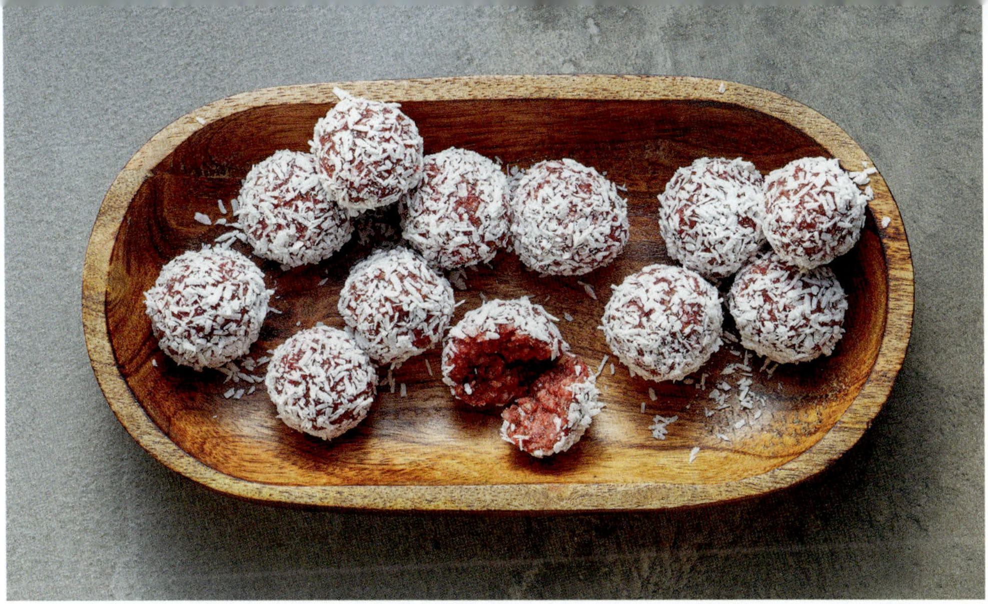

PINK ENERGY-BALLS

Die pinken Bällchen sind nicht nur ein praktischer Snack für unterwegs, sondern auch ein farbenfroher Hingucker auf jedem Büfett.

Für 12 Stück • 20 Min. Zubereitung • 1 Std. Kühlen
Pro Stück ca. 71 kcal, 2 g E, 5 g F, 3 g KH, 2 g BST

---

60 g geschälte Mandeln • 30 g Cashewkerne • 80 g gegarte Rote Bete (vakuumverpackt) • 2 Datteln (z. B. Medjool) • ½ Bio-Limette • 2 EL geschrotete Leinsamen • Salz • 2 EL Kokosraspel

---

1. Mandeln und Cashews im Blitzhacker fein zerkleinern, aber nicht zu lange, da sie sonst musig werden.

2. Rote Bete trocken tupfen und klein schneiden, Datteln längs aufschneiden, entkernen und in kleine Stücke schneiden. Limette heiß waschen, abtrocknen und 1 TL Schale fein abreiben. Rote Bete und Datteln zusammen mit Leinsamen, Limettenschale und 1 Prise Salz zur Mandelmischung geben.

3. Alles so lange miteinander mixen, bis eine zähe, glatte Masse entsteht. Von der Masse zwölf gleich große Portionen abnehmen und daraus Kugeln formen.

4. Kokosraspel auf einen Teller geben und die Kugeln darin rundum wälzen, dann auf einen Teller legen und vor dem Verzehr ca. 1 Std. kühlen. Die Kugeln halten sich luftdicht verpackt im Kühlschrank etwa 2 Wochen.

Quellen

[1] Vgl. Kamhieh-Milz S., Kamhieh-Milz J., Tauchmann Y. et al.: »Regular blood donation may help in the management of hypertension: an observational study on 292 blood donors«. Transfusion 56 (2016): 637–44.

[2] Vgl. Watanabe H., Belyea B. C., Paxton R. L. et al.: »Renin Cell Baroreceptor, a Nuclear Mechanotransducer Central for Homeostasis«. Circ Res 129 (2021): 262–276.

[3] Vgl. Clark C. E., Horvath I. S., Taylor R. S. et al.: »Doctors record higher blood pressures than nurses: systematic review and meta-analysis«. Br J Gen Pract 64 (2014): e223–e232.

[4] Vgl. Wenzel P., Knorr M., Kossmann S. et al.: »Lysozyme M-Positive Monocytes Mediate Angiotensin II-Induced Arterial Hypertension and Vascular Dysfunction«. Circulation 124 (2011): 1370–1381.

[5] Vgl. N. N.: »Update Leitlinien Hypertonie: Wichtige Infos für Bluthochdruck-Patienten«. Deutsche Herzstiftung e.V. online. 07.05.2025 [Abruf: 03.11.2025].

6 Vgl. Hollenberg N. K., Fisher N. D., McCullough M. L.: »Flavanols, the Kuna, cocoa consumption, and nitric oxide«. J Am Soc Hypertens 3 (2009): 105–112.

[7] Vgl. Ferrario C. M., Jessup J. A., Smith R. D.: »Hemodynamic and hormonal patterns of untreated essential hypertension in men and women«. Ther Adv Cardiovasc Dis 7 (2013): 293–305.

[8] Vgl. N. N.: »Penicillin schon im Mittelalter angewendet«. BmFTR. Aus der Forschung 2006. Online [Abruf: 03.11.2025].

[9] Vgl. Kamhieh-Milz S., Kamhieh-Milz J., Tauchmann Y. et al.: a. a. O.

[10] Vgl. Stier-Jarmer M., Throner V., Kirschneck M. et al.: »Effekte der Kneipp-Therapie: Ein systematischer Review der aktuellen wissenschaftlichen Erkenntnisse (2000–2019)«. Complementary Med Res 2 (2021): 146–159; vgl. Yang B., Qin Q.-Z., Han L.-L. et al.: »Spa therapy (balneotherapy) relieves mental stress, sleep disorder, and general health problems in sub-healthy people«. Int J Biometeorol 2 (2018): 261–272; vgl. Jacob E.-M., Volger E.: »Blutdrucksenkung durch Hydrotherapie: Eine randomisierte, kontrollierte Studie bei leichter bis mittelschwerer Hypertonie«. Physikalische Medizin, Rehabilitationsmedizin, Kurortmedizin 19 (2009): 162–168.

[11] Vgl. Ukai T., Iso H., Yamagishi K. et al.: »Habitual tub bathing and risks of incident coronary heart disease an stroke«. Heart 10 (2020): 732–737.

[12] Vgl. Jacob E.-M., Volger E.: a. a. O.

[13] Vgl. Laukkanen T., Kunutsor S. K., Khan H. et al.: »Sauna bathing is associated with reduced cardiovascular mortality and improves risk prediction in men and woman: A prospective cohort study«. BMC Medicine 16 (2018): 219; vgl. Kunutsor S. K., Khan H., Zaccardi F. et al.: »Sauna bathing reduces the risk of stroke in Finnish men and women: A prospective cohort study.« Neurology 22 (2018): e1937–e1944.

[14] Vgl. Spector T.: Nahrung fürs Leben. DuMont. Köln. 2025.

[15] Vgl. Wastyk H. C., Fragiadakis G. K., Perelman D. et al.: »Gut-microbiota-targeted diets modulate human immune status«. Cell 16 (2021): 4137–4153.

[16] Vgl. Sumpio B. E., Cordova A. C., Berke-Schlessel D. W. et al.: »Green tea, the ›Asian paradox‹ and cardiovascular disease«. J Am Coll Surg 10 (2006): 1255–1265.

[17] Vgl. Kuriyama S., Shimazu T., Ohmori K. et al.: »Green tea consumption and mortality due to cardiovascular disease, cancer, and all causes in Japan: the Ohsaki study«. JAMA 296 (2006): 1255–1265.

[18] Vgl. Saeed M., Naveed M., BiBi J. et al.: »The Promising Pharmacological Effects and Therapeutic/Medicinal Applications of Punica Granatum L. (Pomegranate) as a Functional Food in Humans and Animals«. Recent Pat Inflamm Allergy Drug Discov 12 (2018): 24–38; vgl. Vučić V., Grabež M., Trchounian A., Arsić A.: »Composition and Potential Health Benefits of Pomegranate: A Review«. Curr Pharm Des 25 (2019) 1817–1827.

[19] Vgl. McKay D. L., Chen C. Y., Saltzman E. et al.: »Hibiscus sabdariffa L. tea (tisane) lowers blood pressure in prehypertensive and mildly hypertensive adults«. J Nutr 2 (2010): 298–303.

[20] Vgl. Norouzzadeh M., Hasan Rashedi M., Azizi M. H. et. al.: »Efficacy and safety of Hibiscus sabdariffa in cardiometabolic health: An overview of reviews and updated dose-response meta-analysis«. Complement Ther Med 89 (2025): 103135

[21] Vgl. Hossein H., Arman A., Amir H. et al.: »Does ginger supplementation lower blood pressure? A systematic review and meta-analysis of clinical trials«. Phytother Res 6 (2019): 1639–1647.

[22] Vgl. Fisher N. D., Hughes M., Gerhard-Herman M. et al.: »Flavanol-rich cocoa induces nitric-oxide-dependent vasodilation in healthy humans«. J Hypertens 12 (2003). 2281–2286; vgl. Sansone R., Rodriquez-Mateos A., Heuel J. et al.: »Cocoa flavanol intake improves endothelial function and Framingham Risk Score in healthy men and women: a randomised, controlled, double-masked trial: the Flaviola Health Study«. Br J

Nutr 8 (2015): 1246–1255; vgl. Lagou V., Greyling A., Ferruzzi M. G. et al.: »Impact of flavan-3-ols on blood pressure and endothelial function in diverse populations: a systematic review and meta-analysis of randomized controlled trials«. Eur J Prev Cardiol 14 (2025): 1322–1334.
[23] Vgl. Melguizo-Rodríguez L., García-Recio E., Ruiz C. et al.: »Biological properties and therapeutic applications of garlic and its components«. Food Funct13 (2022): 2415–2426.
[24] Vgl. Benjamim C. J. R., Porto A. A., Valenti V. E. et al.: »Nitrate Derived From Beetroot Juice Lowers Blood Pressure in Patients With Arterial Hypertension: A Systematic Review and Meta-Analysis«. Front Nutr 9 (2022): 823039; vgl. Siervo M., Shannon O., Kandhari N. et al. »Nitrate-Rich Beetroot Juice Reduces Blood Pressure in Tanzanian Adults with Elevated Blood Pressure: A Double-Blind Randomized Controlled Feasibility Trial«. J Nutr 9 (2020): 2460–2468; vgl. Lenzen-Schulte M.: »Nitratsupplementierung: Die ganz andere Kardioprotektion«. Dt Ärztebl online 19/2019 [Abruf: 05.11.2025].
[25] Vgl. Madhavi D., Kagan D., Rao V. et. al.: »A Pilot Study to Evaluate the Antihypertensive Effect of a Celery Extract in Mild to Moderate Hypertensive Patients«. Natural Medicine Journal 4 (2013).
[26] Vgl. Klimek-Szczykutowicz M., Szopa A., Ekiert H.: »Citrus limon (Lemon) Phenomenon – A Review of the Chemistry, Pharmacological Properties, Applications in the Modern Pharmaceutical, Food, and Cosmetics Industries, and Biotechnological Studies«. Plants (Basel) 9 (2020): 119; vgl. Juraschek S. P., Guallar E., Appel L. J. et al.: »Effects of vitamin C supplementation on blood pressure: a meta-analysis of randomized controlled trials«. Am J Clin Nutr 5 (2012): 1079–1088.
[27] Vgl. Sala-Vila A., Fleming J., Kris-Etherton P. et al.: »Impact of Alpha-linolenic Acid, the Vegetable Omega-3 Fatty Acid, on Cardiovascular Disease and Cognition«. Adv Nutr. 5 (2022): 1585–1602.
[28] Vgl. N. N.: »Präparate mit Omega-3-Fettsäuren können bei Herzpatienten das Risiko für Vorhofflimmern erhöhen«. BfR-Mitteilung 57/2023 vom 16.11.2023. [Abruf: 13.07.2025].
[29] Vgl. Stekovic S., Hofer S. J., Tripolt N. et al.: »Alternate day fasting improves physiological and molecular markers of aging in healthy, non-obese humans«. Cell Metab 3 (2019): 462–476; vgl. Grundler F., Mesnage R., Michalsen A. et al.: »Blood pressure changes in 1610 subjects with and without antihypertensive medication during long-term fasting«. J Am Heart Assoc 9 (2020): e018649.
[30] Vgl. Herrmann-Lenz B., Doludda D.: »Zuviel Salz im Brot?«. CVUA Stuttgart online. 02.05.2014 [Abruf: 06.11.2025].
[31] Vgl. Clausen A., Klinkhammer N.: »Marktcheck: Natrium (-salze) in Nahrungsergänzungsmittel Brausetabletten«. Verbraucherzentrale NRW online. 2025 [Abruf: 05.08.2025].
[32] Vgl. Liska D., Mah E., Brisbois T. et al.: »Narrative Review of Hydration and Selected Health Outcomes in the General Population«. Nutrients 1 (2019): 70; vgl. Watso J. C., Farquhar W. B.: »Hydration Status and Cardiovascular Function«. Nutrients 8 (2019): 1866.
[33] Vgl. Pedersen B. K., Akerström T. C., Nielsen A. R. et al.: »Role of myokines in exercise and metabolism«. J Appl Physiol 3 (2007): 1093–1098.
[34] Vgl. Warneke K., Thomas E., Blazevich A. J. et al.: »Practical recommendations on stretching exercise: A Delphi consensus statement of international research experts«. J Sport Health Sci online. 11.07.2025 [Abruf: 05.11.2025].
[35] Vgl. Edwards J. J., Deenmamode A. H. P., Griffiths M. et al.: »Exercise training and resting blood pressure: a large-scale pairwise and network meta-analysis of randomised controlled trials«. Br J Sports Med. 20 (2023): 1317–1326; vgl. Carlson D. J., Dieberg G., Hess N. C. et al.: » Isometric exercise training for blood pressure management: a systematic review and meta-analysis«. Mayo Clin Proc 3 (2014): 327–334.
[36] Vgl. Nose H., Morikawa M., Yamazaki T. et al.: »Beyond epidemiology: field studies and the physiology laboratory as the whole world: individual exercise prescription for older people by walking«. J Physiol 23 (2009): 5569–5575.
[37] Vgl. Delic A.: »Einfluss des ätherischen Öls der Römischen Kamille auf den Menschen nach Inhalation«. Diplomarbeit Universität Wien. 2015.
[38] Vgl. Ju M. S., Lee S., Bae I. et al.: »Effects of Aroma Massage on Home Blood Pressure, Ambulatory Blood Pressure, and Sleep Quality in Middle-Aged Women with Hypertension«. Evid Based Complement Alternat Med (2013): 403251.
[39] Vgl. Gruhlke L. C., Patricio M. C., Moreira D. M.: »Mozart, but not the Beatles, reduces systolic blood pressure in patients with myocardial infarction«. Acta Cardiol 70 (2015): 703–706; vgl. Trappe H.-J., Breker I. M.: »Effects of different styles of music on human cardiovascular response: a prospective controlled trial«. Music Med 8 (2016): 8–16.
[40] Vgl. Trappe H.-J., Voit G.: » The Cardiovascular Effect of Musical Genres«. Dt Ärztebl Int 113 (2016): 347–352.

Sachregister

Rezeptregister

BILDNACHWEIS

Cover: GU/Susanne Schramke (Portrait), Shutterstock (Illustration); Fotoproduktion: GU/Susanne Schramke; Styling: Christine Schieder Styling; Make-up: Anna Dritsu; Rezeptshooting: GU/Tina Engel; Illustrationen: GU/Lars Baus; Adobe Stock: S. 79, 102; Getty Images: S. 2_2, 5_1, 90, 115; GU-Archiv/Grossmann-Schürle: S. 2_3, 128, 129, 133, 144; GU-Archiv/Meike Bergmann: 140; GU-Archiv/Tina Engel: 132, 135, 147; GU-Archiv/Wolfgang Schardt: S. 145; GU-Archiv/Stockfood Studios/Meike Bergmann: S. 136, 149, GU-Archiv/Katrin Winner: S. 72, 124, 127, 131, 139, 148, 151, 153; Plainpicture: S. 8; Shutterstock: S. 10; Stocksy: S. 110; Icons: iStock, Getty Images; Illustrationen Klappe: Lars Baus, Pia Bublies (Nüsse, Schokolade), Adobe Stock (Badewanne, Hibiskus)

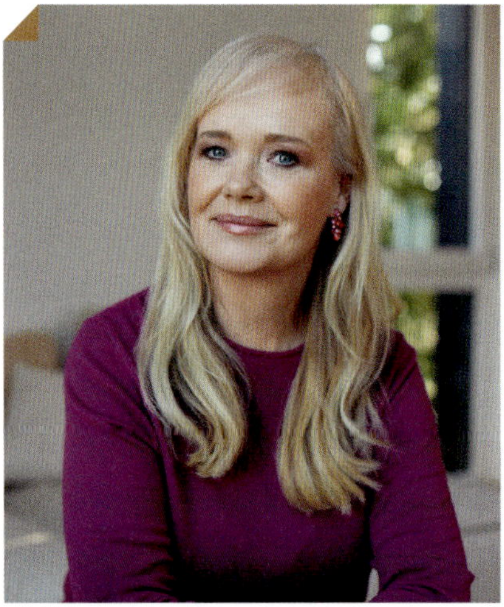

ZUR AUTORIN

Dr. med. Franziska Rubin ist Ärztin aus Leidenschaft – und überzeugt davon, dass in der Natur oft die besten Helfer für unsere Gesundheit stecken. Seit vielen Jahren zeigt sie, wie Heilpflanzen, Hausmittel und kleine Veränderungen im Alltag große Wirkung haben können. Ob in ihren Büchern oder früher im Fernsehen – sie liebt es, medizinisches Wissen verständlich zu machen und Menschen zu ermutigen, mehr auf ihren Körper zu hören und selbst aktiv zu werden.

Weitere Bücher der Autorin:

- Meine Gesundheitsretter aus der Natur für ein starkes Immunsystem
- Meine Gesundheitsretter aus der Natur gegen Bauchfett
- Meine Gesundheitsretter aus der Natur für eine starke Schilddrüse

Besuchen Sie Franziska Rubin auf:

DIE BÜCHERMENSCHEN HINTER DIESEM PROJEKT

Verlagsleitung: Eva Dotterweich
Texte: Dr. med. Franziska Rubin, Gudrun Strigin
Lektorat: Annette Gillich-Beltz
Cover: ki 36 Editorial Design, München, Sabine Skrobek
Layout: ki 36 Editorial Design, München, Bettina Stickel
Satz: Christopher Hammond
Herstellung: Petra Roth
Bildredaktion: Petra Ender, Simone Hoffmann
Reproduktion: Medienprinzen GmbH, München
Druck & Bindung: Firmengruppe APPL, aprinta druck, Wemding

www.gu.de/kontakt | hallo@gu.de

GU ist eine eingetragene Marke der GRÄFE UND UNZER VERLAG GmbH

1. Auflage 2026, ISBN: 978-3-8338-9654-5

WICHTIGER HINWEIS

Die Gedanken, Methoden und Anregungen in diesem Buch stellen die Meinung bzw. Erfahrung der Verfasserin dar. Sie wurden von der Autorin nach bestem Wissen erstellt und mit größtmöglicher Sorgfalt geprüft. Sie bieten jedoch keinen Ersatz für persönlichen kompetenten medizinischen Rat. Jede Leserin, jeder Leser ist für das eigene Tun und Lassen auch weiterhin selbst verantwortlich. Weder Autorin noch Verlag können für eventuelle Nachteile oder Schäden, die aus den im Buch gegebenen praktischen Hinweisen resultieren, eine Haftung übernehmen.

LIEBE LESERIN, LIEBER LESER,

wie wunderbar, dass Sie sich für ein Buch von GU entschieden haben! In unserem Verlag dreht sich alles darum, mit gutem Rat Ihr Leben schöner, erfüllter und einfacher zu machen. Unsere Autorinnen und Autoren sind echte Expertinnen und Experten auf ihren Gebieten, die ihr Wissen mit viel Leidenschaft mit Ihnen teilen. Und unsere erfahrenen Redakteurinnen und Redakteure stecken viel Liebe und Sorgfalt in jedes Buch, um Ihnen ein Leseerlebnis zu bieten, das wirklich besonders ist. Qualität steht bei uns schon seit jeher an erster Stelle – jedes Buch ist von Büchermenschen für Buchbegeisterte gemacht, mit dem Ziel, Ihr neues Lieblingsbuch zu werden.

Ihre Meinung ist uns wichtig, und wir freuen uns sehr über Ihr Feedback und Ihre Empfehlungen – sei es im Freundeskreis oder online.

Viel Spaß beim Lesen und Entdecken!

PS: Hier noch mehr GU-Bücher entdecken: www.gu.de

WERDEN SIE TEIL DER GU-COMMUNITY!

Sie und Ihre Familie, Ihr Haustier, Ihr Garten oder einfach richtig gutes Essen. Egal, wo Sie im Leben stehen: Als Teil unserer Community entdecken Sie die neuesten GU-Bücher als Erstes, Sie genießen exklusive Leseproben und werden mit wertvollen Impulsen und kreativen Ideen bereichert.

Worauf warten Sie? Seien Sie dabei!

www.gu.de/gu-community

FÜR DIE UMWELT

Dieses Buch wurde auf PEFC-zertifiziertem Papier aus nachhaltiger Waldwirtschaft gedruckt. Aus Liebe zur Natur verwenden wir leichtes Papier.

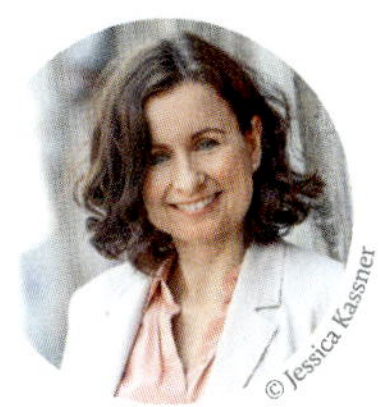

WARUM UNS DAS BUCH BEGEISTERT

»Wer bei Bluthochdruck nicht nur auf Tabletten setzen möchte, kommt an Franziskas Buch nicht vorbei.«

Eva Dotterweich, Verlagsleitung